高职高专“十三五”规划教材

药学服务学

主　编：张嘉杨　李文丽　鲁群岷
副主编：赵　杰　王　刚　方小芸

东南大学出版社
·南京·

内容提要

本书针对高等职业技术教育对医药营销与管理类专业人才培养的需要，重点阐述用药安全、药品使用以及特殊人群用药等。以强化理论在实际中的应用为主，“以服务为宗旨，以岗位需求为导向”的职业教育办学方针，体现思想性、科学性、先进性、启发性，突出实用性和针对性。讲述了直接的、负责任的、与药物使用与选用的有关知识，以期提高药物治疗的安全性、有效性和经济性，实现了改善和提高人类生命质量的理想目标。

全书共有十章，内容为：绪言、药品的相关概念、影响药物作用的主要因素、特殊人群的用药指导、老年人用药、小儿用药、妊娠期和哺乳期妇女用药、其他特殊人群用药、非处方药、常见病种用药。

本书可作为高职高专药学类、医药管理类的教学用书，也可供职业药师考试参考。

图书在版编目(CIP)数据

药学服务学/张嘉杨，李文丽，鲁群岷主编. —南京：东南大学出版社，2017. 1

ISBN 978-7-5641-6873-5

Ⅰ. ①药… Ⅱ. ①张…②李…③鲁… Ⅲ. ①药物学—教材 Ⅳ. ①R9

中国版本图书馆 CIP 数据核字(2016)第 294396 号

药学服务学

出版发行：东南大学出版社
社　　址：南京市四牌楼 2 号　邮编：210096
出 版 人：江建中
责任编辑：戴坚敏　史建农
网　　址：http://www.seupress.com
经　　销：全国各地新华书店
印　　刷：南京京新印刷厂
开　　本：787mm×1092mm　1/16
印　　张：8.5
字　　数：203 千字
版　　次：2017 年 1 月第 1 版
印　　次：2017 年 1 月第 1 次印刷
书　　号：ISBN 978-7-5641-6873-5
印　　数：1—3 000 册
定　　价：25.00 元

本社图书若有印装质量问题，请直接与营销部联系。电话：025-83791830

前　　言

本书编写按照高等职业教育医药类专业人才培养目标和专业教学标准，遵循卫生职业教育教学指导委员会“以服务为宗旨、以岗位需求为导向”的职业教育办学方针，体现思想性、科学性、先进性、启发性，突出实用性和针对性。本书内容全面、条理清晰、技术先进、科学性强，围绕药学专业相关知识以“实用为主，够用为度”原则，同时，更加注重学生工作过程中知识的获取和专业技能的培养，优化构建了教材内容，突出专业性特点。

全书共有十章，内容为：绪言、药品的相关概念、影响药物作用的主要因素、特殊人群的用药指导、老年人用药、小儿用药、妊娠期和哺乳期妇女用药、其他特殊人群用药、非处方药、常见病种用药。

本书由重庆能源职业学院张嘉杨、李文丽、鲁群岷主编，重庆能源职业学院赵杰、重庆宏声桥大药房有限公司王刚、南昌大学第一附属医院方小芸为副主编；同时，在本书的编写过程中得到了东南大学出版社以及重庆宏声桥大药房有限公司的支持，在此一一表示感谢！

由于编者水平有限，书中难免有不妥之处，敬请读者批评指正，编者不胜感激。

作者

2016 年 10 月

目　录

第一章 绪 言

第一节 药学服务概述

一、含义

药学服务是在临床药学工作的基础上发展起来的，与传统的药物治疗有很大的区别。其含义是药师应用药学专业知识向公众（包括医护人员、患者及家属）提供直接的、负责任的、与药物使用有关的服务，以期提高药物治疗的安全性、有效性和经济性。实现改善和提高人类生命质量的理想目标。

二、实施药学服务的背景

20 世纪中叶，药师的工作主要局限在传统的药物调配、供应等基础工作上。伴随着药学事业的发展，现代社会对药师提出了更高的要求和希望。享受药学服务成为所有药物使用者的权利，实施全程化药学服务是社会发展的必然。

1. 人类疾病谱的变化以及人们对提高生命质量的期望是实施药学服务的前提；
2. 社会公众对药学服务的迫切需求是实施药学服务的基础；
3. 药学学科的发展为药学服务奠定了重要的理论基础；
4. 药品分类管理制度的建立为实施药学服务奠定了重要的制度保障；
5. 药师素质的提高与队伍的壮大为实施药学服务提供了重要的技术保障。

三、从事药学服务应具备的素质

提供药学服务的人员必须具有药学与中药学专业的教育背景，具备扎实的药学与中药学专业知识、临床医学基础知识以及开展药学服务工作的实践经验和能力，并具备药学服务相关的药事管理与法规知识以及高尚的职业道德。同时，还应具备较高的交流沟通能力、药历书写能力和技巧，以及一定的投诉应对能力和技巧。

第二节　药学服务的对象、目的、意义

一、服务对象

药学服务的对象涉及面很广，但其服务中心是病人，是一种以病人为中心的主动服务。注重关心或关怀，要求药学人员在药物治疗过程中，关心病人的心理、行为、环境、经济、生活方式、职业等影响药物治疗的多种因素。

二、服务目的

目的是使病人得到安全、有效、经济、合理的治疗药物，实现改善病人生活质量的既定结果。这些结果包括：

(1) 治愈疾病；

(2) 消除或减轻症状；

(3) 阻止或延缓疾病进程；

(4) 防止疾病或症状发生。

三、服务意义

Helper 在 1987 年的 AACP 年会上提出“在未来的 20 年中，药师应在整个卫生保健体系中表明自己在药物使用控制方面的能力”，并在 1990 年与 Strand 正式为药学服务定义。我国药学界在 20 世纪 90 年代初就接受了药学服务的概念，并使其在一定的范围内得到了发展。随着“三医(医疗、医药、医保)改革”的不断深入、国家药品监督体制的健全和完善，药学人员的职责已发生了较大的变化。对于医疗机构的药学人员，由以制剂生产和处方调配为主要工作，转向为病人提供包括临床应用在内的全程化服务。药学服务对许多药学人员来说是一项新的课题，需要进行全面的人员培训和科学探讨，并在硬件上给予一定的配套建设。

第三节　药学服务主要内容

药学服务要求药学人员利用自己的专业知识和技术，尽量保证病人的药物治疗能获得满意的结果，并且尽量降低总的医疗费用。药学服务不仅要求药学人员有一个合适的工作场所和工具以及信息技术的支持，还要求药学人员具有良好的教育背景、广泛的知识、高超的交流能力以及丰富的实践经验。在培养上，药学人员除了需要具备药学专业的知识外，还应增加更多更全面的医学专业知识。

药学人员应提供安全的治疗药物。首先，要求药学人员所提供的药品是合格的、优质的，不管是在内在药品质量上还是在外在包装上。这就要求药品在采购时，严格按法律法规要求，从合法的渠道获得药品；在药品的贮存过程中，应有一个适宜的放置环境，降低药品的变质风险；在提供给病人时，应保证药品在该次治疗的服用期间处于安全的有效期内。其次，要求药学人员应对所提供的药品可能具有的不良反应有比较清晰的了解，特别是药品的严重不良反应，更应熟知。在此基础上，药学人员应对病人详细说明药品的正确使用方法和可能引起的不良反应，特别是严重不良反应，尽量避免药品的不良反应对人体可能造成的损害。同时，还要加强药物不良反应监测，发现任何可能存在的不良反应。

药学人员应提供有效的治疗药物。首先，要求药学人员对所提供的药品的适应症、作用原理、作用途径、作用特点、作用强弱、使用方法、配伍禁忌、不良反应等性能均有全面的了解。其次，要求药学人员必须接受医学知识的培训，掌握一定的临床医学知识。在门诊或药店的药学人员应对病人的病症作简要了解，善于发现医生处方中的不合理用药，并提出改进意见；在临床的药学人员应能向医生提供全面的药品信息和用药方案，帮助医生正确、合理地使用药品。第三，要求药学人员积极深入临床，开展治疗药物监测，开展处方分析，进行新制剂和新剂型的研究。

药学人员应提供经济的治疗药物。由于医疗、医药、医保体制改革的滞后，给国家和社会带来了很大的经济负担。一方面卫生资源严重不足；另一方面卫生资源严重浪费。这就要求药学人员掌握药物经济学研究的方法和步骤，有能力对所有备选治疗（包括药物治疗和非药物治疗）方案进行最小成本、成本—效益、成本—效果、成本—效用等方面的综合分析，向病人提供既经济又能提高生活质量的疾病治疗方案。这样便可大大降低疾病治疗的总费用，使整个社会的卫生资源得到有效、合理的分配和利用。

药学人员应以合法的方式提供药品。由于疾病治疗具有一定的复杂性和限制性，医疗医药行业存在较高的风险，药学人员提供药品的手段和程序均应是合法的。这可以从很大程度上消除或减少可能发生的医疗事故和医疗纠纷，大大提高医疗服务和药学服务的水准。药学服务要求药学人员在国家有关法律法规的基础上，建立一套贯穿药品采购、贮存、调配全过程的，切合本部门实际的、高效的、合理的、合法的管理制度和操作规范。

第二章　药品的相关概念

第一节　药 品 概 述

一、药物与药品

凡能防治疾病、诊断疾病、计划生育的物质都可被称为药物，这些物质可来源于植物、动物、矿物或人工合成品，广义的药物还包括与人们日常生活密切相关的多种食物，如米、面、糖、茶等。而药品在不同的时期、不同的角度或观点，将有不同的定义或概念。为了加强对药品的管理，各国政府在药品管理立法中，给药品作了法定的定义。《中华人民共和国药品管理法》(2001 年 12 月 1 日施行)第一百零二条关于药品的定义是："药品，是指用于预防、治疗、诊断人的疾病，有目的地调节人的生理机能并规定有适应症或功能主治、用法和用量的物质，包括中药材、中药饮片、中成药、化学原料药及其制剂、抗生素、生化药品、放射性药品、血清、疫苗、血液制品和诊断药品等。"

二、新药

新药是指未在我国境内上市销售过的药品。已上市的药品，凡增加新的适应症、改变剂型的，亦属新药管理范围。

三、特殊管理药品

特殊管理药品主要指一些易引起中毒或死亡，或易产生依赖性、成瘾性，需要进行特殊管理的药物，如麻醉药品、医疗用毒性药品、精神药品、放射性药品等。

四、假药与劣药

我国新颁布的《中华人民共和国药品管理法》(2015 年 4 月 24 日修订，以下简称《药品管理法》)第四十八条规定禁止生产(包括配制)、销售假药。有下列情形之一的，为假药：① 药品所含成分与国家药品标准规定的成分不符的；② 以非药品冒充药品或者以他种药品冒充此种药品的。有下列情形之一的药品，按假药论处：① 国务院药品监督管理部门规定禁止使用的；② 依照本法必须批准而未经批准生产、进口，或者依照本法必须检验而未经检验即销售的；③ 变质的；④ 被污染的；⑤ 使用依照本法必须取得批准文号而未取得批准文号的原料药生产的；⑥ 所标明的适应症或者功能主治超出规定范围的。

药品成分的含量不符合国家药品标准的伪劣药。《药品管理法》第四十九条规定禁止生产（包括配制）、销售劣药。有下列情形之一的药品，按劣药论处：① 未标明有效期或者更改有效期的；② 不注明或者更改生产批号的；③ 超过有效期的；④ 直接接触药品的包装材料和容器未经批准的；⑤ 擅自添加着色剂、防腐剂、香料、矫味剂及辅料的；⑥ 其他不符合药品标准规定的。

第二节　药品的特殊性

一、药品质量的特殊性

任何商品都强调质量，但一般商品的质量要求都不能和药品相比。一般商品可以根据质量的优劣分为一、二、三等品，甚至等外品、次品，然后按质论价在市场上销售。可药品只有合格品与不合格品之分，药品的质量必须百分之百的可靠，从生产到流通都必须有严格的质量检测手段，不合格的药品一律不得流通。

二、药品管理方式的特殊性

药品消费方式是被动消费，消费者在药品的品种与质量方面很少有选择的余地，对药品质量的信任完全寄托于政府、药品生产、经营及使用单位。因此，政府必须对药品的生产、经营和使用实行特殊的管理，其基本目的是杜绝不合格药品进入流通领域，保证人民群众的用药安全。

三、药品使用范围的专属性

药品不像一般商品在使用方面有一定的随意性，对于药品的使用来说，“对症下药”是亘古不变的真理。而且即使有了“对症”的药品，在大部分情况下也需要在医生的指导下使用，有时甚至要在医护人员的监护下方能使用，否则药品就难以或不能达到治病救人的目的。目前，药源性疾病逐渐增多，滥用药品就是主要原因之一。

四、药品的两重性

药品在具有防治作用的同时也具有不良反应，使用得当，药品可防病治病保障人民的身体健康；若使用不当或失之管理，就会危害人民的身体健康。

五、药品的时限性

药品的社会需要常为突发性，“不用不买，买则急需”。药品生产经营部门要有超前性、预测性及适当的储备，特别是当有重大疫情、灾情发生时，要能够做到保证数量及时抢运。同时，药品有规定的有效期，过期的药品，只能报废销毁。

六、药品经营的特殊性

由于药品具有“专属性”，讲究“对症下药”，价格刺激和经济形势的变化对药品需求的影响甚微，一般不能用价格来调节其需求。药品还具有“时限性”，因此，在药品的经营中具有一定的特殊性。

第三节　药品的剂型与给药途径

一、药物剂型

1. 固体剂型。如片剂、胶囊剂、丸剂、栓剂、散剂等。为减少对胃的刺激而避免药物在胃液中分解、破坏的制剂有肠衣片、肠衣胶囊。

2. 液体剂型。如注射剂、口服液等。注射液一般盛装于1 ml、2 ml、5 ml、10 ml、20 ml的曲颈安瓿或具有橡胶塞的玻璃瓶中。

3. 气雾剂。主要供吸入治疗用(也有皮肤黏膜及环境消毒用)，如丙酸倍氯米松气雾剂。

4. 软体剂。如软膏、糊剂、眼膏等。

根据医药商品的仓库保管及店堂商品的陈列习惯，可将药品分为片剂、水剂、针剂、粉剂四大类，这种分类简单，但不够严谨，只便于包装、运输、保管、销售等。按国际通用的药品管理办法，药品分为处方药和非处方药。

二、给药途径

1. 口服给药

口服是常用的给药途径，方便、经济、安全，适用于大多数药物和病人。缺点在于吸收较慢，且不规则，口服不适用于昏迷、抽搐、呕吐的及不合作的病人。

2. 舌下及直肠给药

只适用于少数穿透黏膜的药物，接触面有限，吸收率不高。但此吸收途径不通过肝脏，同此是快速有效的途径，如通过舌下含服硝酸甘油治疗心绞痛。

3. 注射给药

注射给药可准确而迅速地达到有效血浆浓度，适用于危急病人。大容积的药物或刺激性较强的药物，常用静脉滴注。混悬或油溶制剂常作肌内注射，吸收缓慢，作用持久。

4. 吸入给药

挥发性或气体药物常采用吸入给药，药物通过扩散自肺泡进入血液。

5. 局部给药

局部给药主要利用药物进行局部治疗，如滴眼、敷伤口、搽皮肤等。

第四节　药品的用法及用量

一、给药时间和次数

给药时间应根据具体的药物而定。如催眠药应睡前使用；利尿药及泻药应考虑生效时间不影响患者的休息，需按作用快慢而确定给药时间；驱虫药宜在空腹或半空腹时服用；抗酸药、健胃药、利胆药在饭前服用；对胃肠道有刺激的药物宜饭后服用；预防心绞痛发作的药宜于心绞痛发作前使用。一般没有特殊规定的药物，空腹时服药吸收较快较好，饭后服药吸收较慢而差。服药后要稍活动后再卧床休息，服药后不宜立即卧床，同时，服药时宜取站立位，应多用水送下，以避免引起药物性食管溃疡。口服抗生素、抗肿瘤药、抗胆碱药、铁剂、胶囊剂等时，如果用水太少，且服药后立刻卧床，尤其容易引起药物性食管溃疡。

用药次数根据药物的半衰期而定。

二、药物的用量

60 岁以上的老年人，一般可用成人剂量的 3/4，小儿用药剂量比成人小。

1. 根据年龄折算

表 2-1　根据年龄折算的药物用量

<table>
<tr><th>年龄</th><th>按年龄折算剂量(折合成人剂量)</th><th>按年龄推算体重(kg)</th></tr>
<tr><td>新生儿</td><td>1/10～1/8</td><td>2～4</td></tr>
<tr><td>6 个月</td><td>1/8～1/6</td><td>4～7</td></tr>
<tr><td>1 岁</td><td>1/6～1/4</td><td>7～10</td></tr>
<tr><td>4 岁</td><td>1/3</td><td rowspan="3">一周岁以上体重可按下式计算：
实足年龄×2+8=体重(kg)</td></tr>
<tr><td>8 岁</td><td>1/2</td></tr>
<tr><td>12 岁</td><td>2/3</td></tr>
</table>

2. 小儿剂量根据年龄计算

1 岁以内用量=0.01×(月龄+3)×成人剂量

1 岁以上用童=0.05×(年龄+2)×成人剂量

3. 根据体重计算

小儿用量＝小儿体重×成人剂量

4. 根据体表面积计算

(1) 体重 30 kg 以下小儿体表面积＝体重×0.035＋0.1 m^2

小儿用量＝成人剂量×某儿体表面积/1.7(1.7 为成人 70 kg 体重的体表面积)

(2) 体重 30 kg 以上的儿童的体表面积

体重每增加 5 kg，体表面积增加 0.1 m^2

如：35 kg 体重的体表面积为 1.1＋0.1＝1.2

40 kg 体重的体表面积为 1.1＋0.1×2＝1.3

三、药物计量单位

1 mg(毫克)＝1 000 μg(微克)　　1 g(克)＝1 000 mg

1 kg(千克、公斤)＝1 000 g　　1 L(升)＝1000 ml(毫升)

一部分抗生素、激素、维生素及抗毒素，由于效价不恒定，只能依靠生物鉴定的方法与标准品比较来测定，因此，采用特定的“单位”(unit;U)计量。

第五节　药品的选择及用药注意事项

一、药物的选择

如何合理用药从而达到充分发挥药物疗效的目的？那就必须在严密的科学原则基础上，根据具体情况作出具体处理。

1. 应根据疾病性质和病史进行诊断，衡量得失决定是否需要用药。在确定主病的同时，还要了解其他并存的疾病。所以，选药不仅要针对适应症，还要排除禁忌症。

2. 药要有明确的指征，要根据药物的药理特点(即药效学和药动力学规律)，针对病人的具体情况，选用药效可靠、方便安全、价廉易得的药物制剂，要充分认识到滥用药物的危险性，反对应用疗效不确切的药物。

3. 注意不良反应，对药物要“一分为二”地对待，既要看到药物治疗疾病的一面，又要看到它有引起不良反应的另一面。大多数药物都或多或少地具有一些副作用或产生其他不良反应。有的药物疗效虽好，就因为能引起不良反应，在选药时不得不放弃，而改用疗效稍差但不良反应较少的药物。

二、用药注意事项

避免滥用药物。这不仅是物质上的浪费，而且会造成更多的不良反应，给病人带来痛苦，造成药害。

注意患者病史，充分了解合并症和并发症。如对胃肠道并青光眼的患者，若忽略其青光眼病史而应用阿托品，将会导致不良后果。

注意选择最适宜的给药方法。给药方法是根据病情缓急、用药目的及药物本身的性质等决定。如对危重病例，宜用静注或静滴；对胃炎、胃溃疡及驱肠虫病例时，宜口服；治疗哮喘时可采用气雾吸入；当要求药物发挥吸收作用时，凡口服后能被吸收的药物，最好采用口服，但遇昏迷或呕吐、病情危急、药物口服不能被吸收、刺激性大或容易被胃肠破坏时，就应该采用注射；皮下或肌肉注射比较常用，但有些刺激性强的药物也不宜皮下注射。

注意防止蓄积中毒。有些排泄较慢而毒性较大的药物，为防止蓄积中毒，等用到一定量以后应停药或以小量维持。这类药应尽量避免给肝、肾不全的病人使用，并规定一定的连续给药次数或一定时间作为一个疗程。

注意年龄、性别和个体差异性。对小儿、妊娠妇女、哺乳期妇女、老年人应根据其生理及病理特点，慎重用药。

注意避免药物相互作用及配伍禁忌药物相互作用：① 避免药理性配伍禁忌。除药理作用互相对抗的药物不宜配伍外，还须注意可能遇到的一些其他药理性配伍禁忌。② 避免理化性配伍禁忌。在混合静脉滴注的配伍禁忌上，主要注意酸碱药物的配伍。使用新药时，应慎重观察疗效及远近期毒性反应。用量一般应从小剂量开始，根据疗效调整用药剂量。

第三章　影响药物作用的主要因素

每一种药物都有其固有的药理作用特点。如果给药剂量、次数、途径恰当，大多数人可产生预期的药理效应和相应的临床效果，对具体病人来说，药理效应可有一定的甚至是非常明显的差异。药物质量方面、病人体质方面、病原微生物方面，还有各种环境因素都可影响药物的作用。

第一节　药物方面的因素

一、药物的化学结构与理化性质

一般来说，化学结构相似的药物常具有相似的药理作用。也有些药物，它们的化学结构相似，但作用却相反，例如双香豆素与维生素K结构相似，其作用相互拮抗，前者为抗凝血药而后者为止血药。有些化学结构相同的光学异构体，它们作用的强弱程度也往往不同。另外，药物的理化性质改变也可影响药物在体内的吸收、分布与排泄，从而影响药物的作用。

二、药物的剂量

一种药物的剂量不同，不仅可以产生作用强度的变化，也能产生质的变化。若剂量过小，则作用不明显；剂量过大，药物的治疗作用可转化成毒性反应。只有掌握合适剂量，才能得到最好的疗效。

（1）最小有效量指刚产生有效作用的剂量。

（2）常用量指能呈现明显治疗作用的量，是临床上常采用的剂量范围，通常比最小有效量大些而比最小中毒量要小。

（3）极量指治疗剂量的最大极限，超过该量就有中毒的危险。药典对某些作用强烈、毒性较大的药物规定了极量，除特殊需要外，一般不准超过此用量。

（4）半数致死量（LD_{50}）使50%实验动物死亡所需的剂量，可作为药物毒性大小的指标。LD_{50}愈大则药物毒性愈小。

（5）半数有效量（ED_{50}）使50%实验动物产生有效作用的剂量。

（6）治疗指数（TI）指 LD_{50}/ED_{50} 的比值。该值愈大，即表示该药品的安全性越大。

三、药物的剂型

同一药物制成不同剂型后，其作用的快慢、强度、维持时间及不良反应等都有所不同，而同一药物即使剂型相同，剂量也相等，但由于各个制剂的处方或工艺不同，甚至同一药厂不同批号的产品也会影响药物的疗效和毒性。同一药物的不同制剂在不同剂量时能被机体吸收利用从而发挥同等疗效的现象，常用生物利用度(bioavailability，F)来表示。

四、药物的用法

给药途径不同，可影响药物作用的强度和速度。药物被吸收的速度由慢到快可依次排列为：口服、直肠给药、舌下含服、皮下注射、肌肉注射、吸入和静脉注射。有些药物给药的方法不同可表现出完全不同的药理作用，如硫酸镁口服起导泻作用，而注射则呈现抗惊厥和降血压作用。给药时间同样影响药物的作用，有时还是决定药物能否充分发挥作用的重要因素。如：健胃药应在饭前服用有效；刺激性药物则应在饭后服用，这样可减少胃肠道反应；催眠药应在晚间临睡前服用等。用药次数应根据病情需要和药物的半衰期而定，肝、肾功能不全的患者用药剂量、用药次数都应减少，半衰期短的药物给药次数应增多。

五、联合用药

合理的合并用药能提高药物的疗效，减少不良反应；不合理的合并用药可因药物相互作用使毒性增加药效降低。两种或两种以上的药物合并应用，其药理作用相互协同加强称为协同作用，若合并用药后其药理作用相互抵消减弱称为拮抗作用。但是，正确地利用拮抗作用，也可用以纠正一些药物引起的不良反应或用于解救药物中毒。

第二节　病人生理因素

一、体重与年龄

儿童和老年人对药物的反应与成年人不同。儿童用药量要考虑体重的差异，同时要注意儿童的生理特点，如儿童的神经系统和脏器发育尚未完善，新陈代谢较旺盛，对药物的敏感性不同。老年人的器官功能减退，对药物的代谢、排泄功能降低，所以老年人的药量应略低于成人剂量。另外，老年人对某些药物有特异性，如对升压药、麻醉药、催吐药特别敏感，使用时应严格掌握剂量。

二、性别

妇女因其特殊的生理特点如月经期、妊娠期和哺乳期，对某些药物的反应与男性不同，如月经期和妊娠期对泻药以及其他强烈刺激性药物比较敏感，有些药物甚至有引起月经过多、流产、早产的可能；对处在妊娠期和哺乳期的妇女而言，某些药物可通过胎盘进入胎儿，或经乳汁排出被乳儿吸入体内，从而引起中毒，因此在此期间切不可滥用药物。

三、个体差异

在年龄、体重及性别等条件相似的情况下，不同个体对药物的反应仍存在差异。

1. 高敏性

个体差异在量方面表现为有些病人对某种药物特别敏感，等量的药物可引起和一般病人性质相似但强度更大的药理效应或毒性，称为高敏性。有时较小剂量也能产生较强作用，这仅是量的不同。若呈现的药物反应产生质的不同，则表现为变态反应或特异质反应。变态反应是由免疫反应异常所引起的，微量的药物即可引起激烈的免疫反应，如少数过敏体质的病人，微量的青霉素就可诱发过敏性休克，而大多数病人很大剂量时也不会引起这种反应；特异质反应是遗传性生化缺陷，如伯氨喹、磺胺类药物对特异质病人，使用治疗量就会引起溶血反应，而一般人仅在中毒量才偶见，主要是这种病人的红细胞缺乏葡萄糖-6-磷酸脱氢酶，易遭具有氧化作用的药物破坏。

2. 耐受性

机体对某些药物很不敏感，须用较大剂量甚至对别人是中毒的剂量才能产生应有的作用，称为耐受性。先天耐受性是在初次用药时即呈现耐受性。后天获得性耐受性是在反复应用某些药物（如巴比妥类、亚硝酸类、氨茶碱等）后，机体反应在减弱而产生的耐受性，停药后可逐渐消退。快速耐受性是在短期内反复使用某药（如麻黄碱），从而迅速产生的耐受性。

四、病理状态

病人所处的病理状态可影响药物的作用，如肝、肾功能不良时，许多药物的作用会显著加强或延长，甚至引起中毒。同时，药物本身也会引起一些病态反应，如少数药物连续应用后，病人精神上对药物产生依赖性，中断药物时会出现主观不适应症状。

五、精神因素

病人的精神状态与药物的疗效有明显的关系。乐观情绪对疾病的痊愈可产生有利的影响，而忧郁、悲观的情绪则不能配合治疗，可影响药物疗效。安慰剂对许多慢性疾病如高血压、心脏神经官能症等，能取得相当的疗效，这说明精神因素与药物疗效有密切关系。

第三节　病原微生物

某些病原体反复接触某些化学治疗药物后，其反应性不断减弱，以致最后病原体可抵抗该药而不被杀灭或抑制，这就是病原体对药物的耐受性，称为耐药性或抗药性。产生抗药性的主要原因是药物剂量不足或长期使用某种药。许多细菌和寄生虫都会发生抗药性。病原体产生了抗药性，常使疗效减小或完全失效。抗药菌株具有遗传性，因此，在治疗疾病时要严格掌握适应症，防止滥用药物。

第四章　特殊人群的用药指导

药物是临床治疗的重要手段之一，但对药物要一分为二地对待，既要看到有利的一面，又要看到不利的一面，大多数药物都或多或少地有一些不良反应（如过敏反应、耐药性、成瘾性等）。由于不同性别、不同年龄、不同疾病对药物的疗效、不良反应都不相同，因此，加强用药指导是药师义不容辞的责任。

第一节　药学服务中药师的职责

（一）与医生一起设计药物治疗方案（即个体化用药），监测病人用药全过程。对药物治疗作出综合评价，发现和报告药物过敏反应及副作用，最大限度地降低药物不良反应及有害的药物相互作用的发生。

（二）综合管理 PC（药学监护的简称）所必需的资源（包括人和药品）。药物使用管理包括采购、储存、供应及药物使用评价。对医生、护士进行药学指导，提供有关药物的信息咨询服务。对病人采取直接服务，包括用药教育、临床治疗会诊等。

（三）保证合理用药，即安全、有效、经济用药。

（1）药物正确无误。

（2）用药指征适宜。

（3）疗效安全，使用价值适宜。

（4）剂量、用法、疗程妥当（依据药动学和药效学知识决定剂量及疗程）。

（5）用药对象适宜（无禁忌症、不良反应小）。

（6）调配无误。

（7）病人遵从性良好。

（四）建立病人的用药档案，对病人生活质量进行评价。

合理用药的定义要求合理处方必须符合下列标准：

（1）适当的适应症：处方药物的决定完全符合医学原理，并且该药物治疗是安全有效的。

（2）适当的药物：药物的选择是基于疗效、安全、适宜性和价格的考虑。

（3）适当的患者：患者无用药禁忌症、发生不良反应的可能性小、患者能接受该药。

（4）适当的信息：给患者提供与其疾病和其处方的药物相关的、准确的、重要的和清楚的信息。

（5）适当的观察：应该恰当地观察可预期的和不可预期的药物作用。

第二节　从患者依从性看用药指导的必要性

一、依从性定义

当病人能遵守医师确定的治疗方案及服从医护人员和药师对其健康方面的指导时，就认为这一病人具有依从性。依从性并不限于药物治疗，还包括饮食、吸烟、运动及家庭生活等多方面的顺从。

二、不依从性产生的后果

（一）造成疾病的治疗失败

有的病人因对依从性缺乏正确的认识与理解，随意自行调整药物剂量或随意停药，以致治疗失败。如对感染性疾病采用短期抗菌药物治疗不能坚持 1 个疗程，往往提早中止用药，其实感染并未被控制；又如仅漏服了 1 次避孕药就导致避孕失败；再如有的自行减少剂量亦可影响疗效。

（二）导致自身的中毒危险

有的病人在接受药物治疗初期效果不显著，便自行加大用药剂量，可发生严重中毒。如不能正确服用地高辛，自行超剂量服用，企盼尽快控制症状，结果出现了中毒。此外，有的本来在门诊可以诊治的疾病，由于病人的不依从性而要求住院静脉输液治疗甚至造成水肿，有时还可危及生命。

（三）干扰新药的临床试验

在新药的临床试验中，如果其中一种药物具有令人不快的外观和气味，或者用药方法较为烦琐，此时，应对病人对这种药物依从性进行严格监控，否则，临床设计良好的随机、双盲和对照研究会由于病人缺乏依从性而失败。

三、产生不依从性的原因

（一）用药方案复杂，尤其是对老年人最易引起不依从

不依从性的大小与用药方案的复杂性直接相关，要采用多种药物治疗，病人往往不能准确地遵从服药方法，容易将方法混淆。此外，有的病人多科就诊，用药品种多，用药方案不一，病人同样难以遵循医嘱。特别是老年人容易健忘和痴呆，常对一些简单的用药方法也感到无所适从，如服药几分钟后就忘记是否服用过药物，又会接着服用第 2 次；还有些病人有时会把各种药物混装在1 个瓶子中，自己觉得需要服药时，总会服用从瓶中倒出的第 1 片药物，按这种方式服药，显然不可能真正尊从医嘱。有的孤寡老人或精神分裂症病人，因无人监督服药，就不能确保按医嘱治疗。

(二) 药物的剂型与规格不适宜或包装不当、标签不清

对于视力差和手指灵活性减退的病人和高龄老人,药物的剂型和规格就可成为影响病人依从性的重要因素,如药片太大造成病人难以吞咽,药片过小不利于这些病人抓取;有的液体制剂盛装 500 ml 瓶中,不利于病人分次使用。

若容器体积过小或瓶盖难以打开,对于患风湿性关节炎或者帕金森症的病人,用药就很困难。此外,有的老年病人对于水泡眼包装或金属箔片包装感到生疏,不知如何服用。

标签本身不明确,采用一些专业术语而不够通俗易懂,如某药在标签上写了每次吃 50 mg(每片规格为 50 mg),个别病人就当成吃 50 片,以致中毒送医院抢救。还有的处方其用法说明不确切,如“必要时服药”“遵嘱”“同前”“照服”,病人很难理解这些词的含义。

(三) 药物的副作用造成病人停用

药物的副作用可以助长不依从性,研究证实,副作用的发生率与早期中断治疗之间有着明显的关系。较为典型的例子是病人服用三环类抗抑郁药,大多数病人在 1 周后才出现效果,在此之前会出现心动过速、眩晕等不良反应,病人以为自己的病在加重,因而对药物治疗效果产生怀疑,进而可能停服药物中断治疗。所以,医师、药师要想得到病人的依从,还必须让病人知道药物的不良反应及用药注意事项。

(四) 对病人缺乏用药指导

医务人员的职业道德行为与工作质量往往会对病人产生较大影响,如果医师能关心病人,认真治疗,病人对医师产生信任感,其治疗的依从性就好;反之,病人不相信医师,依从性就差。另外,药师发药时未能详细解释和指导病人如何正确用药,有的甚至把调配好的多种药品放在 1 个药袋中发给病人,致使一些病人错把栓剂当成片剂口服等,这些都会影响病人的依从性。

(五) 病人的主观因素造成不依从性

1. 病人认为自己病情好转,如轻型高血压病人,因病状不明显或无症状的病人,只要自己感觉病情好转,认为继续治疗或中止都没有什么影响,因此就中断服药。

2. 病人对药物治疗效果期望过高,健康保健要求过强。个别病人因担心会对药物成瘾,或者担心出现可能为药物所致(但也可能不是药物引起而归咎于药物)的新症状而中断治疗,这些都是因为对疾病和药物缺乏认识和了解,以致自觉或不自觉地违背医嘱而产生了不依从性。

3. 病人的经济承受能力不足,擅自换用其他比较便宜但疗效较差的药物或疗法。

4. 病人受社会某些不良宣传影响,擅自服用所谓的偏方或秘方。

四、怎样才能提高依从性

(一) 简化治疗方案

由于某些病人用药品种较多,且大多是每天 3—4 次的用法,病人难以按时用药,如果能将用药方案的复杂性降低到最小程度,将有利于提高病人的依从性。例如,采用每天 1 次剂量的长效制剂及缓释或控释制剂,无论对工作繁忙遗漏服药的患者还是老年患者乃至所有需要接受治疗的人们无不有益。对医师而言,应尽量根据患者情况坚持少花钱治好病的原则,不要开大处方,尽量简化治疗方案,以便进一步提高依从性;对于老年人则应给予更多关注。

（二）改善服务态度

医师开处方应执行“处方规则”，做到安全、有效、经济的合理用药，药师应不断提高调配处方的水平，认真审方、调配，发药时应耐心交代用药方法，对那些毒副作用较大的药品以及一些特殊用药方法更应详细交代，尽量使病人能掌握用药方法与有关注意事项，这样才能提高病人的依从性。药师、医师应与病人沟通，通过宣传教育让病人自觉提高依从性。

（三）加强用药指导

门诊可设立用药咨询窗口，由有经验的高年资药师担任，并发布《用药指导》宣传资料，从多方面对病人进行正确使用药品方面的指导，包括药物的效果、不良反应、用药注意事项等。预先告知病人不仅不会增加药物不良反应的发生率，而且有可能降低自行中断治疗病人的比例。

（四）改进药品包装

改进药品包装为解决不依从性问题提供了一条简捷途径，在发达国家已经实行了单剂量配方制（UDDS），我国可根据条件学习改进。例如，单计量的普通包装以及1天量的特殊包装，能够促使病人按时服药并进行自我监督，减少差错。药品包装瓶（或盒）上的标签应醒目、通俗、简单明了，必要时可附加标签以示补充，例如“这是同一制剂的几瓶制剂之一，请服完1瓶后再换另一瓶”；又如“该药可能有镇静作用，如发生不适，请勿驾车或操作机器”“用法如有疑问请向执业药师咨询”等。

如上所述，非依从性可发生在药物治疗的各个环节。如果患者不能完全遵循医嘱，那么即使花费大量金钱和精力去诊断也是毫无意义的。患者需要了解更多的药物知识，医师、药师、护师有责任、有义务通过用药指导为患者提供这方面的知识，预防、解决与药物治疗有关的问题，及时发现依从性差的原因。确定最佳解决方法，提高患者的依从性。不遵医嘱是有危险的，而用药指导则有助于防止这种危险。

五、用药指导的基本内容

严格地讲，病患用药指导的基本内容涉及药物治疗的所有信息。既包括药物本身的一般知识，又包括药物治疗的一般知识，涉及医师、药师、护师及患者多个环节。此外，增加患者依从性的所有方法和措施均属用药指导的内容。

（一）一般药物知识

深入浅出地向患者或其家属介绍药物的一般知识，可增加患者对医师的信心，提高患者用药的依从性，最大限度地提高药物的治疗作用，降低药物的毒性作用。

1. 药物的作用机制

了解药物的作用机理、作用特点及可能引起的不良反应，可指导病人正确用药。药物在体内发挥作用应达到一定的血药浓度，应严格遵守用药剂量与时间间隔，否则将达不到治疗浓度，产生无效治疗。

服药时间（饭前、饭后、晨起、睡前等）以及某些口服药物的特殊给药方式（舌下含服、嚼碎服及整片吞服等）亦可影响药物的疗效，应随治疗目的严格遵照执行。

2. 选择适当的给药途径

根据疾病的轻重缓急选定药物剂型和给药途径，静脉注射比肌肉注射作用快而强，适用于危急病人。一般肌肉注射强于口服给药，应根据治疗目的，需要选择给药途径。

3. 注意药物的有效期、包装及储藏保管方法，确保药物质量。

4. 注意药物的禁用、慎用、相互作用、配伍禁忌等，减少可能发生的药物不良反应和相互作用。

5. 特殊病人应遵循特殊给药方案

老年人、婴幼儿、孕妇、哺乳期妇女，以及机体器官功能异常的病人应遵循特殊的给药方案，避免发生严重不良反应。

（二）药物治疗的基本知识

1. 要重视药物调节与机体自身健康之间的关系。药物是机体各功能系统的整合手段，但不是唯一的手段，疾病的解除最终仍取决于机体自身抗病能力的提高，因此，不可片面依赖药物作用而忽视身体的自我调节和常规保健。

2. 用药物经济学的观点指导临床合理用药。教育患者了解新药物的局限性以及老药新用的知识，不可盲目使用新药、贵药，指导病人选择安全、有效、经济的药物。

3. 条件允许可开展治疗药物监测，设计、制定个体化用药方案。指导患者了解个体化用药的必要性及益处，以求积极合作。

六、对患者用药指导的方法

用药指导的方法多种多样，包括对医生的医德教育和对患者的用药教育，前者适用于医学院校，贯穿于整个行医生涯；后者则可以根据实际情况和不同对象选择不同方法。

（一）个例示范法

个例示范法指运用典型事例，现身说法，教育患者。不合理、不适当用药的病例举不胜举，教训十分深刻。利用典型病例，形象生动。患者记忆深刻，可收到事半功倍的效果。

（二）媒介传播法

媒介传播法就是指运用现代化的信息传播媒介和途径，开展多方位多层次的指导用药宣传。我国近年来电视普及率很高，要充分利用这一媒介让近两亿文盲也能受到教育。

（三）座谈讨论法

目前，不少医疗单位开展了哮喘病之家、糖尿病之家、癌症之星活动，这些活动既包括了患者与患者间、患者与医师间的防病治病的信息交流，也包括患者用药全过程中的经验交流。通过座谈讨论，在发现治疗全过程中不合理成分的同时，还可以相互鼓励，树立战胜自我、战胜疾病的勇气和信心，提高生活质量。

（四）咨询答疑会

咨询答疑会指患者针对自身所患疾病而进行的有关药物治疗信息的咨询。医师、护师、药师都可能成为咨询对象。而满意的咨询效果，不但取决于医护人员的态度、责任心，也取决于对有关用药知识的掌握程度，以及采取的方式方法是否得当、得体。

（五）专题讲座会

针对性强、浅显易懂的科普式专题讲座也可以作为对患者用药指导的方法实施。患者可通过专家的科普讲座，获得自己需要的信息。专题讲座的前提是浅（不深奥）和易（不难理解，不难记忆）。

（六）科普教育法

随着人们知识水平的提高及自我保健意识的增强，组织专家编写《家庭医生》《大众医学》之类的科普读物，可最大限度地满足人们“大病医院，小病药店，没病保健”的知识需求。必要时在社区开展用药知识和有关技能方法的科普教育。

第五章　老年人用药

随着社会的发展、医学的进步和人民生活水平的不断提高，人类寿命正在延长，人口老龄化日益明显。老年人在生理、心理等方面均处于衰老与退化状态，许多老年人同时患有多种疾病，而大多数疾病又为慢性病，需进行长期治疗，因此，用药的机会和种类较多，而因为不合理用药而造成的损害也明显增加。正确使用药物，尽量减少毒副反应和药源性疾病，对获得预期疗效尤为重要。

一、老年人的疾病

（一）老年人疾病的主要分类

经现代医学研究表明，人进入老年期以后，由于组织器官的老化和生理功能的减退，老年人易患的疾病以及病时临床表现的特点都明显不同于中青年人。老年人患病主要包括五类：

（1）发生在各年龄组的疾病，如感冒、胃炎、心律失常等；

（2）中年期起病延续到老年的疾病，如慢性支气管炎、慢性肾炎、类风湿性关节炎等；

（3）老年期易患的疾病，如癌症、糖尿病、痛风等；

（4）老年期起病为老年人特有的疾病，如脑动脉硬化症、老年性白内障及老年性痴呆等；

（5）极少数的老年人也可患儿童常见的传染病，如麻疹、水痘、猩红热等。

（二）老年人易患的疾病

1．根据大量流行病学调查发现。在城市，老年人的主要疾病依次为：高血压病、冠心病、高脂血症、慢性支气管炎、脑血管病、糖尿病及恶性肿瘤等；在农村，则以慢性支气管炎、肺气肿及慢性胃炎居多。

2．根据住院老年人病种分析，以心血管、高血压、呼吸系统疾病为多。

（1）心血管疾病：其中，冠心病占心血管疾病的49%～65%，高血压占心血管疾病的43%～52%；

（2）呼吸系统疾病：其中慢性支气管炎占呼吸系统疾病的43%～55%；

（3）消化系统疾病：其中，慢性胃炎占消化系统疾病的11%～33%，溃疡病占消化系统疾病的11%～26%；

（4）其他：高脂血症、糖尿病、颈椎病、骨质增生、老年性白内障及脑血管意外等。

3．导致老年人死亡的主要疾病

（1）按系统分，以心血管疾病、脑血管疾病、恶性肿瘤及呼吸系统疾病居前四位。

（2）按单个疾病分，以恶性肿瘤占第一位；此外，致死较多的有冠心病、肺心病、脑血栓形成及脑出血等。

（三）老年人患病的特点

1. 起病隐袭，症状多变

老年人对各种致病因素的抵抗力及对环境的适应能力均较弱，且容易发病。同时，由于老年人反应性低下，对冷热、疼痛反应性差，体温调节能力也低，故自觉症状常较轻微，临床表现往往并不典型，如老年人的肺炎可无寒战高热、咳嗽轻微、白细胞不升高等。由于年龄差别，老年人甲状腺机能亢进的表现未必同年轻人一样明显，也未必有年轻人一样的典型症状，如多动、怕热、出汗、眼球突出和甲状腺肿大等症状，老年患者就不如青年患者那样明显。由于老年人感觉减退，急性心肌梗死时可无疼痛，泌尿道感染时的尿急、尿频、尿痛等膀胱刺激症状不明显，容易造成漏诊和误诊。

2. 病情进展，容易凶险

老年人各种器官功能减退，机体适应能力低下，故一旦发病，病情常迅速恶化。如老年人溃肠病，平时无明显胃肠道症状，直至发生消化道大出血才就诊，发现已并发出血性休克和肾功能衰竭，病情迅速恶化。老年心肌梗死起病时仅感疲倦无力、出汗、胸闷，但很快出现心力衰竭、休克、严重心律失常甚至猝死现象。

3. 多种疾病，集于一身

老年患者一人多病的现象极为常见。一种是多系统同时患有疾病，如有的老年人有高血压、冠心病、慢性胃炎、糖尿病、胆石症等多种疾病于一身，累及多个系统；另一种是同一脏器、同一系统发生多种疾病，如慢性胆囊炎、慢性胃炎、慢性结肠炎等同时存在，增加诊断和治疗上的困难。

4. 意识障碍，诊断困难

老年患者几乎不论患何种疾病，均容易出现嗜睡、昏迷、躁动或精神错乱等意识障碍和精神症状，可能与老年人脑动脉硬化、血压波动、电解质紊乱及感染中毒等有关，也给老年人疾病的早期诊断增添困难。

5. 此起彼伏，并发症多

老年患者随着病情变化，容易发生并发症。主要有：(1) 肺炎静脉在老年人的死亡原因中占 35%，故有"终末肺炎"之称；(2) 失水和电解质失调；(3) 血栓和栓塞症；(4) 多脏器衰竭，一旦受到感染或严重疾病，可顺次发生心、脑、肾、肺两个或两个以上脏器的衰竭；(5) 出血倾向、褥疮等。

二、老年人的生理变化影响药动学改变

（一）吸收

老年人胃肠道肌肉纤维萎缩，张力降低，胃排空延缓，胃酸分泌减少，胃液的 pH 值升高，一些酸性药物解离部分增多，吸收减少。胃排空时间延迟，小肠黏膜表面积减少。心输出量降低和胃肠动脉硬化而导致胃肠道血流减少，肠道上层细胞数目减少，有效吸收面积减少。这些胃肠道功能的变化对以被动扩散方式吸收的药物几乎没有影响，如阿司匹林、对乙酰氨基酚，而对于如维生素 C、铁剂、钙剂等这些需要载体参与吸收的药物则吸收减少。

（二）分布

老年人细胞内液减少和功能减退，脂肪组织增加而总体液及非脂肪组织减少，使药物分布容积减少，加上心肌收缩无力，心血管灌注量减少，故影响药物分布。血浆蛋白含量降低，直接影响药物与蛋白质的结合，使游离药物浓度增加，作用增强。如华法林的蛋白质结合率高，因为老年人血浆蛋白降低，使血中具有活性的游离药物比结合型药物多，常规用量就有出血的危险。地高辛、地西泮的分布容积也随年龄增长而降低。

（三）代谢

肝脏是药物代谢和解毒的主要场所，老年人的肝脏重量比年轻人减轻15%，代谢分解及解毒能力明显降低，容易受到药物的损害，同时，机体自身调节和免疫功能也降低，因而也影响药物的代谢。肝酶的合成减少，酶的活性降低，药物转化速度减慢，半衰期延长，如利多卡因、苯巴比妥、咖啡因、普萘洛尔、哌唑嗪、氯丙嗪、哌替啶、阿司匹林、保泰松等。由于老年人的肝功能低下，对于一些药物分解的首次过敏效应能力减低。肝细胞合成白蛋白的能力降低，血浆白蛋白与药物结合能力也降低，游离药物浓度增高，药物效力增强，如普萘洛尔造成的肝性脑病，就是因为血液中游离普萘洛尔多，造成心输出量减少，供应脑组织的血流量减少，引起大脑供血不足，出现头晕、昏迷等症状。老年人服用普萘洛尔要注意减量或延长间隔时间，利多卡因的首次过敏效应也很强，老年人使用时也应减量。

（四）排泄

肾脏是药物排泄的主要器官，老年人肾脏的肾单位仅为年轻人的一半，老年人的某些慢性疾病也可减少肾脏的灌注，这些均影响药物的排泄，使药物在体内积蓄，容易产生不良反应或中毒。老年人肾脏功能变化较为突出和重要。肾小球随年龄的增长而逐渐纤维化和玻璃样变性，肾小球基底膜增厚，肾小动脉壁弹力纤维明显增多增厚、弹性降低。肾小管细胞脂肪变性，基膜变厚，部分肾小管萎缩或扩张，肾小球、肾小管功能降低，肾血流量减少。当老年人使用经肾排泄的常量药物时，就容易蓄积中毒。特别是使用地高辛、氨基糖苷类抗生素、苯巴比妥、四环素类、头孢菌类素、磺胺类、普萘洛尔等药物时要慎重。解热镇痛药中的非那西丁、中药朱砂（含汞）以及关木通中的马兜铃酸对肾损害很大，老年人要避免使用。

老年人这些生理变化影响药物的吸收、分布、代谢和排泄，亦影响药物的效应和不良反应，这些都是老年人科学、安全、合理用药的依据。

三、老年人常用药物的不良反应

老年人因用药不当而引起不良反应，其发生率为15%～20%，且药物反应比较严重，下面几点尤为注意：

1. 镇静安眠药，如地西泮（安定）、氯氮䓬（利眠宁）等，易引起神经系统抑制，表现为嗜睡、四肢无力、神经模糊及口齿不清等。长期应用苯二氮䓬类药物可引起老年人抑郁症。

2. 解热镇痛药，如阿司匹林、乙酰氨基酚等，对于发热尤其高热的老年人，可导致大汗淋漓，血压及体温下降，四肢冰冷，极度虚弱甚至发生虚脱。长期服用阿司匹林、吲哚美辛等可导致胃出血，呕吐咖啡色物和黑便。

3. 降压药，如胍乙啶、利血平、甲基多巴长期服用易致精神抑郁症。

4. 抗心绞痛药物，如硝酸甘油可引起头晕、头胀痛、心跳加快，可诱发或加重青光眼；硝苯地平(心痛定)可出现面部潮红、心慌、头痛等反应。

5. 抗心律失常药如胺碘酮可出现室性心动过速;美西律(慢心律)可出现眩晕、低血压、手足震颤、心动过缓和传导阻滞。

6. β-受体阻滞剂如普萘洛尔(心得安)可致心动过缓、心脏停搏,还可诱发哮喘,加重心衰。

7. 利尿剂如呋塞米(速尿)、氢氯噻嗪可致脱水、低血钾等不良反应。

8. 庆大霉素、卡那霉素与利尿剂合用可加重耳毒性反应,可致耳聋,还可使肾脏受损。由于一些药物对肾脏产生毒性,老年人应当避免使用四环素、万古霉素等药物,羧苄青霉素、庆大霉素、头孢菌素类、多黏菌素需要减量或适当延长间隔时间。因大量长期应用广谱抗生素,可导致肠道菌群失调或真菌感染等严重并发症。

9. 降糖药,如胰岛素、格列齐特等,因老年人肝肾功能减退,使用时易出现低血糖反应。

10. 洋地黄类药物,如地高辛等,强心药可引起室性早搏、传导阻滞及低钾血症等洋地黄中毒反应。

11. 抗胆碱药物,如阿托品、苯海索(安坦),抗抑郁药,如丙咪嗪等,可使老年前列腺增生的病人抑制排尿括约肌而导致尿潴留。阿托品亦可诱发或加重老年青光眼,甚至可致盲。

12. 抗过敏药物,如苯海拉明、氯苯那敏(扑尔敏)等,可致嗜睡、头晕、口干等反应。

13. 肾上腺皮质激素类药物,如泼尼松(强的松)、地塞米松等,长期使用可致水肿、高血压,易使感染扩散,可诱发溃肠病出血。

14. 维生素及微量元素,如维生素 A 过量可引起中毒,表现为厌食、毛发脱光、易发怒激动等;维生素 E 过量会产生严重副作用,如静脉血栓形成、头痛及腹泻等;微量元素锌补充过量可致高脂血症及贫血;硒补给过多,可致慢性中毒,引起恶心、呕吐、头晕、口干等反应。

四、老年人用药不安全的因素分析

(一) 一个病人患多种疾病或多处求医诊治

经调查 1 036 名离休干部,患有三种以上疾患的占 61%,两种以上的高达 87%,且大多数人都到多个医院诊治,接受多位医生的治疗。又因为医生不认真记载病历,而各个医院使用的药品会出现同一药商但品名不同的问题,很有可能造成重复用药。有的专科医生看病只看专科,多科诊治多科用药;有的医生不仔细询问病情,头痛医头,眼病医眼,不找病因;有时一个病人去多家医院,医生不认真询问和阅看病史就盲目诊断。

(二) 一药多名易造成重复用药

笔者统计了 200 种常用药品,一种药有 4 个药名的占 20%,5 个药名的占 25%,6 个药名的占 25%,7 个药名的占 15%,甚至有 10 个药名以上药存在。例如,卡马西平片的别名有:痛惊宁、退痛、叉癫宁、得理多、立痛定、痛可宁、酰胺咪嗪、镇痉宁、镇惊宁、卡巴咪嗪。奥美拉唑又名洛赛克、渥米哌唑、奥克、彼司克、亚砜咪唑、艾斯特、安胃哌唑、福尔丁。

在目前国内上市的药品中,药品名称的标注首先是突出商品名,而药品通用名往往使用带括号的小字。另外,商品名称相似的也非常多,极易在调剂工作及患者用药过程中造成混乱。值得重视的是,患者在服用药物时,不同商品名称的药物重复使用或同时使用,从而增加乱用药物和滥用药物的可能性。

(三) 复方药物制剂使用不当易造成重复用药

我们每一个人都有可能服用复方药物，医生每天都开出复方药物的处方。如果使用不当，会造成重复用药或引起不良反应。例如，含有乙酰氨基酚(扑热息痛)的复方制剂有：康必得片、福尔思、日康胶囊、泰若感冒片、帕尔克、丽珠感乐、白加黑、伤风感冒液、感冒片、可利达。

例如，某医生给76岁男性患者开的处方为：帕尔克(2片，tid)+扑热息痛(0.3 g，sos)。每片帕尔克中含扑热息痛325 mg，这种处方将致使患者扑热息痛过量而引起不良反应，每天6片帕尔克中，扑热息痛的量已达1 950 mg，虽然药师会交代用法，但如果病人理解不透或一时忘记，很容易又会把必要时吃的那片扑热息痛与别的药一起吃下。扑热息痛一天的量可高达2 250 mg，已知扑热息痛一天的量不宜超过2 g，扑热息痛过量会引起肝脏损害，严重者可致昏迷甚至死亡。另外，扑热息痛的一次推荐量为0.25～0.5 g，这种处方的扑热息痛一次量也偏大了。这主要是由于医师没弄清复方制剂的组方及含量所致(每片帕尔克含乙酰氨基酚325 mg、盐酸苯丙醇胺12.5 mg、氢溴酸右美沙芬10 mg、氯苯那敏1 mg)。

(四) 药物剂型多、规格多易造成重复用药

例如抗溃肠病的奥美拉唑，常州四药生产的商品名为奥克，佛山康宝顺生产的商品名为奥多拉唑-康宝顺，悉普拉药厂生产的称奥美拉唑-悉普拉；阿斯特拉药厂生产的称洛赛克。又如硝苯地平又称硝苯啶、硝苯吡啶、心痛定、利心平，有片剂10 mg/片、胶囊剂5 mg/粒、控释片20 mg/片、喷雾剂100 mg/瓶。同一药物同一剂型不同商品名其规格、含量不同，用法也不同。拜耳生产的硝苯地平称拜心痛，为控释片，30 mg/片，山东德州生产的硝苯地平称得高宁，为缓释片，10 mg/片。非洛地平又称波依定，片剂有2.5 mg、5 mg、10 mg，其初时剂量为2.5 mg，qd；常用维持剂量为5～10 mg，qd。

(五) 部分老年患者特殊心理状态

1. 认识偏颇，迷信名、新、贵药和“洋药”。

2. 治病心切，胡乱投医购药。某些医院曾对50名肝炎患者进行调查，发现有46%的病人住院前曾自购药品进行治疗。

3. 偏听偏信。由于缺乏医疗卫生知识及偏听偏信而乱用药的做法在许多病人当中普遍存在，这样的行为往往造成不良后果。

4. 不遵医嘱。据调查，30%的病人不按处方剂量服药，擅自增减用药剂量，这不仅对治疗不利，严重的还会危及生命安全。

(六) 看广告吃药

当今市场竞争激烈，一种产品，多家生产，既有国外的、中外合资的，也有国内的厂家。为了自己的产品能打开销路立于不败之地，就产生竞相宣传的状况。譬如，一个环丙沙星就有印度的、山西太原的、天津的不同版本。第三代头孢菌素的产品头孢氨噻肟，就有8种以商品名命名的产品广告。广告内容往往是好的方面说得多，而不良反应却少说或根本不谈，缺乏基本的科学态度。药物是一把“双刃剑”，任何药物既有治疗作用，又或多或少地伴随着不良反应。病人看广告吃药弊多利少，不利于治疗。

五、在用药咨询中发现的老年人用药不安全实例

(1) 患者孙某某，女，65岁，酮康唑与西咪替丁合用。……

(2) 患者杜某，男，70 岁，服用甲硝唑期间又大量饮用滋补药酒。……

(3) 患者张某，男，76 岁，使用雅施达(培哚普利片)每次 4 mg，每日 3 次。……

(4) 老年支气管哮喘患者何某某，女，因同时患有高血压、冠心病，医生给普萘洛尔导致哮喘加剧发作。

(5) 糖尿病患者于某，69 岁，因用呋塞米(速尿)和阿米卡星(丁胺卡那霉素)(其处方分别由两个医院的医生开出)导致听力减退，糖尿病病情加重。

(6) 医生给患者刘某开处方：氨茶碱、法莫替丁。而患者未取药，在家中擅自改为西咪替丁与氨茶碱同服，产生不良反应。

(7) 老年患者王某某，卡马西平与红霉素并用。

(8) 患者程某，男，60 岁，苯妥英钠与西咪替丁同用。

(9) 患者张某某，女，72 岁，把丽珠得乐和丽珠肠乐误认为是一种药，自行代替使用。

(10) 患者吴某某，男，64 岁，把尼群地平和尼莫地平误认为是一种药，自行代替使用。

(11) 前列腺患者唐某某，男，71 岁，应用前列康，又因胃病用普鲁本辛，又治皮肤瘙痒而用马来酸氯苯那敏(扑尔敏)，结果排尿困难加重。

(12) 青光眼患者王某，女，60 岁，因胃病服用含颠茄浸膏的胃药，又因皮肤病用苯海拉明，而使青光眼病情加重。

(13) 患有胆结石的老年患者叶某，看广告后，大量服用钙制剂。

(14) 老年患者金某，女，长期服用鼻黏膜血管收缩剂麻黄素滴鼻液而致“药物性鼻炎”。

(15) 脾胃虚寒老年患者赵某，因血压高，见公共汽车车身上广告后自行购买“醒脑降压丸”服用 3 个月，而致胃病病情加重。

(16) 老年患者黄某，因失眠，使用朱砂安神丸已有 3 年，致汞中毒。

(17) 冠心病患者沈某某，长期服用冠心苏合丸，服用后导致原患的胃溃肠病病情加剧。

(18) 老年患者张某某，长期大量使用人参而导致“人参滥用综合征”。

(19) 老年患者俞某某，因便秘长期使用番泻叶，而不断增加剂量每日用到 30g，而致急性尿潴留。

(20) 老年患者孙某某，服用帕吉林(优降宁)治疗高血压，平时爱吃扁豆、香蕉，喝葡萄酒而引起高血压危象。

六、为确保老年人用药安全的对策

(一) 医师的治疗方案要简单明了

简化用药方案，便于老年人正确领会，执行医嘱，以免错服、漏服。处方上药物的名称、剂量、用法应书写清楚。注意选择便于老年人服用的剂型。有些老年人吞服片剂或胶囊有困难，尤其是药量较大或药物种类较多时更难吞服。在这种情况下，选用冲剂、口服液更好。尽量选用适合老年人的、简便、有效的给药途径。急性期有注射、舌下含服、雾化吸入等途径。一般疾病或疾病的恢复期则以口服为主。口服是一种最简便、最安全的给药方法，应尽量采用。一般合用药物以 3～4 种为宜。尽量避免长期用药、重复用药，注意用量个体化，防止药物蓄积中毒。

（二）药师更要关注老年人

1. 对有特殊性注意事项的药物，在发药时要重点解说，使患者明确用法。瓶签和药袋的标记要清楚。特别是对患有多种疾病的，如肝、肾功能不全的老人用药要特别重视。老年人记忆力差，药师在发药时一定要耐心细致地解说，保证病人正确用药。

2. 由于老年人记忆力减退，容易忘服、多服、误服药物，需嘱咐家属帮助督促检查，提高用药的安全性和有效性。

3. 普及科普医药知识，告知老年患者最忌滥用的药物：如糖皮质激素类药物、解热镇痛药物、抗生素、维生素、泻药、安眠药物等都应避免滥用。

（三）老年人自己要合理应用保健药品

老年患者不要轻信广告的宣传，随意自行使用广告药品。不能滥用片方和秘方、滋补药或抗衰老药。一般来说，老年人适量或经常补充些维生素 C、E、A、D 和钙片是有益的，但不遵医嘱盲目服用或长期过量服用，非但收不到保健效果，反而会招致机体功能失调。如人参虽大补元气，但每日服用西洋参 3 g 以上，有人会出现“人参滥用综合征”，表现有高血压、皮疹、失眠、流鼻血乃至精神错乱等症状。因此，服用补药也要“辩证施补”，应该是不虚不补及缺啥补啥，才有益于健康。

七、老年人用药注意事项

（一）要认识老年人常患有多种慢性病及症状不典型的特点

老年人疾病诊断的最大困难在于：症状不典型，体征不明显，对各种检查反应不灵敏。如急腹症，老年人可只感腹部不适，腹壁紧张不明显和触诊反跳痛引不出；急性心肌梗死可无心前区痛，有患者主诉剑突下及胃区不适或钝痛，伴有恶心、呕吐，常被误诊为胃炎。老年人常患有多种慢性病，根据症状和体征推断出来的病理生理结论可以大不相同，治疗上亦不相同。所以，诊治老年人疾病，首先要抓住主要矛盾，避免不良反应。例如，老年人常患青光眼，男性常有前列腺肥大，而在老年人中枢神经疾患的药物治疗中，有不少药物有抗胆碱作用，如不加注意，可引起尿潴留及青光眼恶化。

（二）要切记老年人多种机能减退，要特别注意合理选择药物

1. 抗菌药：由于致病微生物不受人体衰老的影响，因此，抗生素的剂量一般不必调整，但需注意老年人生理特点，其体内水分少，肾功能差，容易在与年轻人的相同剂量下造成高血药浓度与毒性反应，对肾或中枢神经有毒性的抗生素，如链霉素、庆大霉素，应尽量不用，此类药更不可联合应用。

2. 肾上腺皮质激素：老年人常有关节痛，如患有类风湿性关节炎、肌纤维组织炎（风湿）而服用可的松类药；老年人常患有骨质疏松，再用此类激素，可引起骨折，特别是股骨颈骨折，故应尽量不用，更不能长期大剂量治疗，如若必须用，需加入钙剂及维生素 D。

3. 解热镇痛药：如吲哚美辛（消炎痛）、保泰松、安乃近等，容易损害肾脏；而出汗过多又易造成老年人虚脱。

4. 利尿降压药：利尿药可以降压，但不可利尿过猛，否则容易引起有效循环血量不足和电解质紊乱。噻嗪类利尿剂不宜用于糖尿病和痛风的病人。老年人在降压治疗中容易发生体位性低血压，应注意观察血压变化，不能降得太低。最好不要用利血平，因为其会加重老年人的抑郁症状。老年人利尿降压宜选用吲达帕胺(寿比山)。

(三)要结合老年人的具体条件开展药物治疗

1. 尽量减少用药品种,能用一种药治疗的,就不要用两种或更多的药,切忌堆积疗法。要尽可能用最小的有效剂量,尤其是镇痛药、解热镇痛药、镇静催眠药、麻醉药。

2. 药物治疗要适可而止,老年人高血压大多有动脉粥样硬化的因素,药物使之降至135/85 mmHg 左右已可,如更低会影响脑血管及冠状动脉的灌注,甚至可诱发脑血管堵塞(脑血栓)形成。室性早搏如控制到完全消失,势必要用大剂量抗心律失常药,这类药都有较大的副作用。能控制偶发室性早搏 2～3 次/分钟,则适可而止。

3. 在家庭用药要及时注意观察疗效和反应:家庭备用药品仅仅是对一般症状的应急或对慢性疾病的方便而设置的,如果用药后症状不缓解或病情不同既往,或其来势迅猛,或疼痛剧烈,或表现极度衰弱者,则应尽快到医院就诊,以免贻误治疗的最佳时机。凡有新的症状或体征出现,或原有的症状加重,都应首先检查是否与药物治疗有关。

4. 应考虑老年人用药的药品价格:对疗效相近而价格便宜的药物,应优先选用。多数老年人慢性疾病较多,而经济往往受限,若药物价格过于昂贵,则很有可能难以坚持长期系统的治疗。

5. 控制老年人的输液量,一般每天输液量控制在 1 500 ml 以内为宜,输生理盐水每天不得超过 500 ml。在输葡萄糖注射液时,要警惕病人有无糖尿病,如有糖尿病应加适量胰岛素及钾盐。

第六章　小儿用药

一、小儿发育不同阶段的用药特点

（一）新生儿用药特点

新生儿期，其生理和代谢过程正处于迅速发展和变化阶段，药物代谢和药物动力学过程也随之迅速改变，故其药物剂量不能单纯用成人剂量机械地折算，否则药物会因过量而引起毒性反应，也可能因药量不足而影响疗效。

1. 给药途径的影响

局部用药方面：新生儿体表面积相对较成人大，皮肤角化层薄，局部用药透皮吸收快而多，外敷于婴儿皮肤上可引起中毒的药物有硼酸、六氯酚、萘、聚烯吡酮和水杨酸，故要防止透皮吸收中毒。

口服用药方面：新生儿胃肠道吸收可因个体差异或药物性质不同而有很大差别，如氯霉素吸收慢而无规律，磺胺药可全部吸收。

注射给药方面：皮下或肌肉注射可因周围血循环不足而影响吸收分布，一般新生儿不采用。

静脉给药方面：静脉给药吸收最快，药效也可靠，但必须考虑到液体容量、药物制剂和静脉输注液体的理化性质以及输注的速度。大多数静脉用药可安全地由护士给药，但戊巴比妥钠、地西泮等作用剧烈的药物，在使用时有引起急性中毒的可能，应有医师配合给药。另外，如普萘洛尔、维拉帕米等少数药物较一般药物更易引起危险，故给药应更慎重。

2. 体液分布的影响

新生儿总体液占体重的80%（成人为60%），相对较成人高，因此，水溶性药物在细胞外液稀释后浓度降低，排出也较慢。早产儿的卡那霉素分布容积较成熟儿小，因而血药峰浓度较成熟儿高，可见，早产儿和新生儿一样较成熟儿更易造成卡那霉素中毒，对听神经和肾功能造成影响。

3. 血浆蛋白结合率的影响

新生儿的血浆蛋白结合率低，不仅是因为新生儿的低蛋白血症，主要是药物不易与血浆蛋白结合，因为新生儿体内血浆蛋白的性质有变化。另外，有胆红素、游离脂肪酸在血液中存在，就更减弱了弱酸性药物的血浆蛋白结合率。不易与新生儿血浆蛋白结合的药物有氨苄青霉素、地高辛、吲哚美辛、苯巴比妥、保泰松、苯妥英钠、水杨酸盐等，磺胺药与血浆蛋白结合可与胆红素相竞争，且因磺胺药物对白蛋白亲和力比胆红素强，应用后黄疸病儿血中游离胆红素成分增多，代谢和排泄胆红素能力低下，加之新生儿血脑屏障功能差，致使血中游离胆红素侵入脑组织，甚至造成核黄疸。安钠咖、氯丙嗪、维生素 K_1、维生素 K_3、萘啶酸、呋喃坦啶、新生霉素、伯氨喹、磺胺类药物都可促使新生儿黄疸或核黄疸的发生。

4. 酶的影响

新生儿的酶系统尚不成熟和完备，某些药物代谢酶分泌量少且活性不足，诸如水解作用、氧化作用和还原作用等生化反应均低下。如新生儿应用氯霉素后，由于缺乏葡萄糖醛酸转移酶结合成无活性的衍生物，促使血中游离的氯霉素增多，易造成氯霉素中毒，使新生儿皮肤呈灰色，引起灰婴综合征；新生霉素也有抑制葡萄糖醛酸转移酶的作用，从而引起高胆红素血症；磺胺类、呋喃类药物也可使葡萄糖醛酸酶缺乏的新生儿出现溶血，所以，新生儿用药时要考虑到肝酶的成熟情况，一般出生两周后肝脏处理药物的能力才接近成人水平。如新生儿黄疸不退，说明其肝药酶尚未发挥充分的解毒作用，应及时请医生处理或给予酶诱导剂（如苯巴比妥治疗核黄疸）产生酶促作用，使胆红素排出，黄疸消退。

5. 肾功能的影响

新生儿肾脏有效循环血量及肾小球过滤率较成人低 30%～40%，对青霉素 G 的清除率仅为 2 岁儿童的 17%。很多药物因新生儿的肾小球过滤率低而影响排泄，致使血清药物浓度高，半衰期也延长，此种情况在早产儿中更显著，甚至可因日龄而改变。青霉素 G 对出生 0～6 天者半衰期为 3 小时，7～13 天者为 1.7 小时，大于等于 14 天可接近儿童，为 1.4 小时，至1～2 月才接近成人。氯霉素在新生儿半衰期为 250 小时，而成人仅为 4 小时。所以，在新生儿或儿童时期，药物剂量不能相同。一般新生儿用药量宜少，间隔应适当延长。这些药物有氨基苷类、地高辛、呋塞米、吲哚美辛、青霉素和呋喃类，新生儿肾功能的成熟过程需要8～12 个月才能达到成人水平。

（二）婴幼儿期用药特点

1. 口服给药：口服时以糖浆剂为宜；油类药物应注意，绝不能给睡熟、哭吵或挣扎的婴儿喂药，以免引起油脂吸入性肺炎；混悬剂在使用前应充分摇匀。

2. 注射给药：由于婴儿吞咽能力差，且大多数不肯配合家长自愿服药，在必要时或对垂危病儿采用注射方法，但肌肉注射可因局部血液循环不足而影响药物吸收，故常用静脉注射和静脉点滴的方法。

3. 服用肠溶片或控释片时，不能压碎，否则其疗效下降，造成刺激，引起恶心、呕吐。

4. 婴幼儿期神经系统发育未成熟，患病后常有烦躁不安、高热、惊厥等症状，可适当加用镇静剂，对镇静剂的用量，年龄愈小，耐受力愈大，剂量可相对偏大。但是，婴幼儿对吗啡、哌替啶等麻醉药品易引起呼吸抑制，不宜应用。氨茶碱虽然不属于兴奋剂，但却有兴奋神经系统的作用，使用时应谨慎。

（三）儿童期用药特点

1. 儿童正处在生长发育阶段，新陈代谢旺盛，对一般药物的排泄比较快。

2. 注意预防水电解质平衡絮乱：儿童对水电解质的代谢功能还较差，如长期或大量应用酸碱类药物，更易引起平衡失调，应用利尿剂后易出现低钠、低钾现象，故应间歇性给药，且剂量不宜过大。

3. 激素类药物应慎用：一般情况下，尽量避免使用肾上腺皮质激素，如可的松、泼尼松

(强的松)等;雄激素的长期应用常使骨骼闭合过早,影响小儿生长和发育。

4. 骨和牙齿发育易受药物影响,如四环素可引起牙釉质发育不良和牙齿着色变黄;孕妇及8岁以下儿童禁用四环素类抗生素。

二、当前儿科用药中常见的一些问题

小儿特别是新生儿的生理特点,决定了药物在体内的过程与成人不同。由于用药特殊化、复杂化,从而要求在药物品种、剂量、剂型、规格、用法等方面作出更细致的考虑。调查结果显示,当前国内一些药物的剂型规格并不完整,甚至不适合儿科临床使用,因而给患儿治疗带来一定困难,许多人错误地把小儿用药看成是成人的缩影,造成小儿用药成人化,以致出现不少问题。

1. 抗菌药物使用不合理

目前,抗菌药物的滥用现象较为突出,对感染性疾病如肠痉挛、单纯腹泻以及一般感冒发热患儿,不究其因,先用抗生素,有的甚至用价格昂贵的第三代头孢菌素。据统计:在治疗上呼吸道感染或普通感冒时,使用抗生素者高达99%。对于急诊患儿,有的首先给予庆大霉素,名曰"保险,勿需做皮试",殊不知导致了肾毒性和耳聋的严重后果。另外,对儿科的感染性腹泻,有的不恰当地给予抗生素治疗,事实上婴幼儿感染性腹泻62.8%~63.4%为轮状病毒和肠产毒性大肠杆菌感染,使用抗生素既不能缩短其病程,亦不能减轻腹泻症状,相反导致了耐药菌株和二重感染的产生。喹若酮类药物以其抗菌谱广、抗菌作用强而成为20世纪80年代以后的主导抗菌药之一,但该类药可引起幼年狗及其他哺乳动物的骨关节,特别是负重关节软骨组织的损伤,然而,临床的实际情况是其在12岁以下的少儿及孕妇中使用较为普遍,且用量偏大。

2. 解热镇痛药滥用的危害多

当前含吡唑酮类的复方制剂(如氨非咖片、氨乃近、去痛片、散利痛片等)仍有销售,其解热镇痛效果可以肯定,但不宜长期使用,尤其儿童在使用中很易出现再生障碍性贫血和紫癜,应在用药前后检查血象;又如新生儿使用含阿斯匹林的制剂,由于新生儿胃内酸度低,胃排空迟缓,药物吸收慢,易在胃内形成黏膜糜烂;据英美以及其他国家有关资料表明,给发热儿童使用阿斯匹林与雷耶氏(Reye's)综合征的发生有密切关系,Reye's综合征是一种常见的急性脑部疾病,并与肝脏的脂肪变化有关,可出现于感冒、水痘等病毒感染,病死率高达50%;再者,感冒通用于儿童造成血尿是因为其成分之一的双氯芬酸抑制前列腺素合成与释放之故,对处于生长发育阶段而肾功能又发育不全的儿童来说,感冒通不宜作为治疗感冒的常用药。对乙酰氨基酚是目前应用最广的解热镇痛药,其疗效好,副作用小,口服吸收迅速、完全,但应注意其剂量不宜加大,3岁以下的儿童应慎用。

3. 把微量元素及维生素当作绝对安全的营养药

不少独生子女及部分医师将微量元素与维生素药视为"营养药",长期或超大剂量服用,例如微量元素锌,浓度达15 mg/L,则有损害巨噬细胞和杀灭真菌的能力,增加脓疮病的发生率。因此在补锌时,应注意可能伴随的并发症。

服用维生素应根据身体需要,若滥用和过量长期使用则会产生毒副反应。如有的家长将鱼肝油丸作为"补剂"长期给儿童服用,或者在防治佝偻病时过多使用维生素D制剂,致使体内维生素 A、D 浓度过高，出现周身不适、胃肠反应、头痛、骨及关节压痛、高钙血症等慢性中毒症状。

4. 长期大量输注葡萄糖注射液

葡萄糖注射液有营养、解毒、强心、利尿四大作用，不少医院把 10％葡萄糖注射液作为新生儿常用的基本液，以致有不少报道称由于 10％葡萄糖注射液输入过快而引起新生儿高血糖症。新生儿肾小管对葡萄糖的最大吸收量仅为成人的 1/5，对糖耐受力低，胰岛细胞功能不全，胰岛素的活性低，因而，过快或持久地静脉滴注可造成医源性高血糖症，甚至颅内血管扩张而致颅内出血。

三、小儿用药注意事项

目前，小儿安全用药问题越来越多地受到关注和重视。这是因为小儿体格和器官功能等各方都处于不断发育的时期，相比于成年人要更加脆弱和敏感。因此，小儿用药尤应注意以下几个问题：

1. 熟悉小儿特点，绝不滥用药物

临床医师和药师应了解小儿在不同发育时期的解剖生理特点、药物的特殊反应，严格掌握用药指征，坚持合理用药，才能取得良好疗效，又不致产生不良反应及药源性疾病。婴幼儿用药，要克服滥用现象，尤其是在农村及基层医疗卫生单位，滥用抗生素、维生素，滥用解热镇痛药及滥用两种球蛋白的现象比较普遍。所以，药物切不可滥用。

2. 严格掌握剂量，注意间隔时间

所用药物剂量应随小儿成熟程度及病情不同而不同。小儿用药剂量是一个既重要又复杂的问题。由于小儿的年龄、体重逐年增加，体质强弱各不相同，用药的适宜剂量也就有较大的差异，近年来肥胖儿童比例增加，根据血药浓度测定发现，按传统的体重计算剂量，往往血药浓度过高，故肥胖儿童的个体化给药也是当前研究的新课题。因此，必须严格掌握用药剂量。在小儿用药方面，还要注意延长给药间隔时间，切不可给药次数过多、过频，故监测婴幼儿体内药物浓度很重要，尤其在疗效不好或怀疑过量时，应测血药浓度来调整给药剂量和间隔时间。

3. 根据小儿特点，选好给药途径

一般来说，能吃奶的或耐受经鼻饲给药的婴幼儿，经胃肠给药较安全，应尽量采用口服给药。新生儿皮下注射容量很小，药物可损害周围组织且吸收不良，故不适用于新生儿。早产儿皮肤很薄，多次肌肉注射可发生神经损伤，最好不采用此方法。较大的婴幼儿，循环较好，可用肌肉注射。婴幼儿静脉给药，一定要按规定速度滴注，切不可过快过急。要防止药物渗出引起组织坏死。不断变换注射部位，防止反复使用同一血管引起血栓静脉炎。另外，还要注意婴幼儿皮肤角化层薄，药物极易透皮吸收，甚至中毒。因此，外用药的用药时间不要太长。

4. 小儿禁用或慎用的化学药物

小儿禁用或慎用的化学药物有：阿司匹林、吲哚美辛（消炎痛）、氯霉素、四环素、卡那霉素、新霉素、链霉素、氯丙嗪、奋乃静、苯巴比妥、水合氯醛、地西泮（安定）、氯氮䓬（利眠宁）、利血平、二巯基丙醇、维生素 K_3、亚甲蓝、甲基睾丸酮、苯甲酸钠咖啡因、山梗菜碱、毛花苷丙、地高辛、甲磺丁脲、呋塞米(速尿)等。

总之,小儿处于生长发育的重要阶段,在解剖、生理、病理方面有明显的特点,许多脏器(如心、肝、肾)、神经系统功能发育尚不完全,对许多药物极为敏感。肠管相对较长,消化道面积相对较大,肠壁薄,黏膜富于血管,通透性强,吸收率高,肾小球过滤率低,排泄功能差。而且小儿从心理上对药物的色、香、味及外观也有一定要求,故给小儿治病应将药理学、生理学及心理学紧密地联系起来。

第七章　妊娠期和哺乳期妇女用药

孕妇用药直接关系到下一代的身心健康，在胎儿发育过程的不同阶段，其器官功能尚不完善，如用药不当，就会产生不良影响。1956 年，妊娠期妇女在服用沙利度胺（反应停，Thalido-mide）后，发生近万例海豹畸胎，引起世界范围内对药物致畸作用的重视。此外，许多药物能从母亲的乳汁中排泄，间接影响婴儿的生长发育，也有可能引起中毒。为防止畸形胎，在妊娠头 3 个月孕妇应尽量避免服用药物，尤其是已确定或怀疑有致畸作用的药物。如必须用药，应在医师和执业药师的指导下，选用一些无致畸形作用的药物。对致畸性尚未充分了解的新药，一般应避免使用。哺乳期妇女用药应考虑药物对乳儿的影响。

一、妊娠期用药

（一）药物对孕妇的影响

妊娠期妇女用药有时会产生不良影响，据报道，静脉滴注大剂量四环素治疗患肾盂肾炎的孕妇，可引起爆发性肝脏代偿失调症候，死亡率很高。肾盂肾炎患者肾功能减退，四环素清除率下降，药物本身对肾脏又有毒性作用，还可使孕妇发生坏死性脂肪肝、胰腺炎和肾损害，加上四环素对婴儿也有影响，因此，妊娠期妇女应禁用四环素。妊娠后期应用十二烷基硫酸红霉素（无味红霉素）会引起阻塞性黄疸并发症的可能性增加，可逆的肝脏毒性反应的发生率尚达 10%～15%。妊娠期用药应避免采用对孕妇有明显不良反应的药物，如妊娠晚期服用阿司匹林可引起过期妊娠、产程延长和产后出血，而服用对乙酰氨基酚则无不良影响，故孕妇需用解热镇痛药时，可选用对乙酰氨基酚，而不用阿斯匹林。过量服用含咖啡因的饮料，可使孕妇不安、心跳加快、失眠，甚至厌食。此外，妇女在妊娠期对泻药、利尿药和刺激性较强的药物比较敏感，可能引起早产或流产，应格外注意。

为保证胎儿生长的需要和维持母体良好的营养状况，在孕妇营养不足的情况下，应适当补充铁、钙、叶酸盐、维生素 B_1 和维生素 B_2，世界卫生组织提出在钩虫病和血吸虫病高发区及贫血孕妇应常规补充铁。然而，在孕妇患有结核、贫血、糖尿病、心血管等疾病时，合理的治疗不但对胎儿无害，且能防止胎儿受母体疾病的影响。

（二）不同孕期胚胎的用药特点

根据畸形胎的形成，胎儿发育阶段可分为三个时期：

1. 细胞增殖早期

细胞增殖早期大约为受精后至 18 天左右，此阶段胚胎的所有细胞尚未进行分化，细胞的功能活力也相等，对药物无选择性中毒的表现，致畸作用无特异性地影响所有细胞，其结果为胚胎死亡，受精卵流产或仍能存活而发育成正常个体，因此，在受精后半个月以内，几乎见不到药物的致畸作用。

2. 器官发生期

器官发生期为药物致畸的敏感期，受精后3周至3个月(高敏感期为妊娠21～35天)，胎儿心肌、神经系统、呼吸系统、四肢、性腺及外阴相继发育。此时期如胚胎接触毒物，最易发生先天畸形。药物对胎儿的致畸作用可表现为形态，也可表现为功能。在敏感期，药物的致畸作用与器官形成的顺序也有关系，妊娠3～5周，中枢神经系统、心脏、肠、骨骼及肌肉等均处于分化期，致畸药物在此期间可影响上述器官或系统；在妊娠34～39天期间，可致无肢胎儿；在妊娠43～47天，可致胎儿拇指发育不全及肛门直肠狭窄。

3. 胎儿形成期

胎儿形成期指妊娠3个月至足月，为胎儿发育的最后阶段，器官形成过程已大体完成，除中枢神经系统或生殖系统可因有害药物致畸外，其他器官一般不致畸，但根据致畸因素的作用强度及持续时间也可影响胎儿的生理功能和发育成长。

(三) 药物对胎儿的不良影响

1. 畸形

妊娠早期(即妊娠的前3个月)是胚胎器官和脏器的分化时期，最易受外来药物的影响引起胎儿畸形。沙利度胺(反应停)可引起胎儿肢体、耳、内脏畸形；雌激素、孕激素和雄激素常引起胎儿性发育异常；叶酸拮抗剂如氨基蝶呤，可致颅骨和面部畸形、腭裂等；烷化剂如氮芥类药物可引起泌尿生殖系异常，指趾畸形；其他如抗癫痫药(苯妥英钠、三甲双酮等)、抗凝药(华法令)、酒精等均能引起畸形。

2. 神经中枢抑制和神经系统损害

胚胎期已经出现胚胎的中枢神经活动，妊娠期妇女服用镇静、安定、麻醉、止痛、抗组织胺或其他抑制中枢神经的制剂，可抑制胎儿神经的活动，并改变脑的发育。产程中给孕妇用麻醉剂(如乙醚、氯仿等)、镇痛药(如吗啡、哌替啶)、安定药(如地西泮)，可引起胎儿神经中枢抑制及神经系统损害，娩出的新生儿呈现出不吃、不哭、体温低、呼吸抑制或循环衰竭等问题。

3. 溶血

临产期使用某些药物如抗疟药、磺胺类、硝基呋喃类，解热镇痛药如氨基比林、大剂量脂溶性维生素K等，对红细胞缺乏葡萄糖-6-磷酸脱氢酶者可引起溶血。

4. 出血

妊娠后期孕妇使用双香豆素类抗凝药、大剂量苯巴比妥或长期服用阿斯匹林，可导致胎儿严重出血，甚至死胎。

5. 其他不良影响

氨基糖苷类抗生素可致胎儿永久性耳聋及肾脏损害；妊娠5个月后用四环素可使婴儿牙齿黄染，牙釉质发育不全，骨生长障碍；噻嗪类利尿药可引起死胎、胎儿电解质紊乱、血小板减少症；氯喹可引起视神经损害、智力障碍和惊厥；长期应用氯丙嗪可使婴儿视网膜病变；抗甲状腺药如硫脲嘧啶、他巴唑、碘剂可影响胎儿甲状腺功能，导致死胎、先天性甲状腺功能低下或胎儿甲状腺肿大，甚至压迫呼吸道引起窒息；孕妇摄入过量维生素D可导致新生儿血钙过高、智力障碍，肾或肺小动脉狭窄及高血压；妊娠期缺乏维生素A可引起新生儿白内障；分娩前应用氯霉素可引起新生儿循环障碍和灰婴综合征。

近几年，医学界对胎儿体格发育的测定有很大进展，因而，有可能观察到药物对胎儿生长发育的影响。现认为，尼古丁、普萘洛尔、泼尼松及中枢神经抑制药均可影响胎儿发育，并要特别重视妊娠后半期对胎儿的危害性。

(四) 妊娠期用药参考

妊娠头3个月及妊娠4～9个月用药参见表7-1、表7-2。

表7-1　妊娠头3个月用药参考

应避免使用的药物 (肯定产生损害)	仅在必需时使用的药物 (有潜在的损害)	尽可能避免或减少使用的药物 (可能产生损害)
沙利度胺	苯丙胺类	制酸药
孕激素	抗癌药物	阿斯匹林
雄激素	口服抗凝药	呋噻米
雌激素	巴比妥酸盐类	庆大霉素
口服避孕药	卡马西平	吲哚美辛
促进蛋白合成药	氯霉素	铁盐
雄激素样药(用于增加食欲和体重)	氯喹	锂盐
秋水仙碱	多黏菌素E	烟酰胺
环磷酰胺	可的松类	口服降血氨药
四环素类	氟呱啶醇	磺胺甲基异恶唑
烟碱(尼古丁)	卡那霉素	弱安定类
	甲硝唑	甲氧苄啶
	萘啶酸	维生素C(大剂量)
	去甲阿米替林	维生素D(大剂量)
	苯妥英	
	扑米酮	
	丙基硫氧嘧啶	
	奎尼丁	
	利血平	
	链霉素	
	噻嗪类利尿药	
	万古霉素	
	紫霉素	

表7-2　妊娠4～9个月用药参考

完全避免使用的药物	遵医嘱使用的药物	
促进蛋白质合成药物(雄激素样药物,可增加食欲与体重)	强镇痛药	噻嗪类利尿药
口服抗凝剂	麻醉药品	弱安定类

续表 7-2

完全避免使用的药物	遵医嘱使用的药物	
阿斯匹林(长期或大剂量)	制酸药(含钠离子)	万古霉素
氯霉素	抗甲状腺药	紫霉素
己烯雌酚	巴比妥酸盐类	维生素 C(大剂量)
碘化物类	溴化物	维生素 K(合成品)
烟碱(尼古丁)	氯喹	卡马西平
呋喃妥因	可的松类药物	多黏菌素 E
口服降血糖药物(服用 33 周以后)	麦角胺	环磷酰胺
性激素类	轻泻药	卡那霉素
磺胺类	萘啶酸	锂盐
四环素类	吩噻嗪类	去甲阿米替林
苯丙胺类	扑米酮	苯妥英钠
	丙硫氧嘧啶	普萘洛尔
	奎宁	奎尼丁
	链霉素	利血平

(五) 妊娠期妇女用药注意事项

1. 要了解不同妊娠时期药物对胎儿的影响

前面已经提到,应尽量选用对孕妇及胎儿安全的药物(见表 7-1、表 7-2)。在妊娠期用药过程中,要注意用药时间宜短不宜长,剂量宜小不宜大。有条件的单位应注意测定孕妇血药浓度,以便及时调节剂量,这样既可使靶器官获得有效的药物浓度,又可保证胎儿体内的浓度不致太高。凡属于临床验证的新药,以及疗效不肯定的药物都不要用于孕妇。

2. 要谨慎使用可引起子宫收缩的药物

垂体后叶素、缩宫素等宫缩剂的小剂量便可使子宫阵发性收缩,大剂量可使子宫强直收缩。临床上主要用于不完全流产、引产、产程中加强宫缩及宫缩素激惹试验;用于催产时,如果产妇骨盆小、阴道粘连变形、胎儿大、分娩有困难者,用此类药引产则有子宫破裂之危险,故禁用。对催产素有禁忌症的产妇绝对不能使用,对适合用缩宫素的产妇,使用时也要特别谨慎,如果发现子宫收缩过强、过频,或胎心不好时,应立即停用。麦角胺、麦角新碱等也可引起子宫强直性收缩,其作用亦较持久。临床上主要用于产后出血,但在胎盘娩出前禁用此药,否则可引起胎儿窒息死亡。

3. 要权衡利弊,在妊娠期绝不滥用抗菌药

对疑有感染的孕妇,必须进行详细的临床检查及细菌学检查,必要时应对分离出的致病菌进行明确,可在临床诊断的基础上选用抗菌药物,其原则是首先应考虑对患者的利弊,并注意对胎儿的影响。对致病菌不明的重症感染患者,宜联合用药,一般多采用大剂量的青霉素 G 或第二、三代新型青霉素,或头孢菌素和庆大霉素。这种联合用药对妊娠期(或产后)常见感染的大多数致病菌,都具有较好的抗菌效果。若疑有厌氧菌属感染,可采用对厌氧菌有

效的抗菌药。甲硝唑对常见的脆弱厌氧杆菌感染有效，可试用，但妊娠前 3 个月不宜应用。

二、哺乳期用药

（一）药物在乳汁中的排泄

乳母用药后药物进入乳汁，但其中的含量很少超过母亲摄入量的 1%～2%，故一般不至于给哺乳儿带来危害，然而，少数药物在乳汁中的排泄量较大，母亲服用应考虑对哺乳婴儿的危害，避免滥用。一般药物的分子量小于 200 的和在脂肪与水中都能有一定的溶解度的物质较易通过细胞膜。在药物与母体血浆蛋白结合的能力方面，只有在母体血浆中处于游离状态的药物才能进入乳汁，而与母体血浆蛋白结合牢固的药物如抗血凝的苄丙酮香豆素钠（华法令），不会在乳汁中出现。另外，要考虑药物的离解度，离解度越低，乳汁中药物浓度也越低；弱碱性药物（如红霉素）易于在乳汁中排泄，而弱酸性药物（如青霉素）较难排泄。常见可进入母乳的药物及婴儿体内的血药浓度见表 7－3。

表 7－3　药物进入母乳及婴儿体内的浓度

药物名称	母体血浆浓度（μg/ml）	母乳浓度（μg/ml）	新生儿血浆浓度（μg/ml）
氨苄西林	20～35	5～10	0.5～1.5
氯霉素	20～40	13～30	2～5
多黏菌素	3～5	0.5～0.9	0.01～0.05
红霉素	5～20	20～50	10～20
庆大霉素	3～8	1～3	
异烟肼	6～12	6～12	3～6
卡那霉素	5～35	2～5	0.05
白霉素	3～15	0.5～2.0	0.01～0.05
萘啶酸	20～40	5～10	10～20
呋喃妥因	0.3～0.5	微量	0～微量
新霉素	12～52	3～5	5～20
青霉素 G	60～120	5～35	0.2～1.0
苯唑青霉素（新青霉素Ⅱ）	5～10	0	0
利福平	5～15	2～5	0.5～2.0
链霉素	20～30	10～30	0.01～0.02
磺胺甲基异恶唑	60～120	60～120	50～100
苯妥英钠	6～16	0	0
扑痛酮	6～16	0	
乙琥胺	6～16	0	

续表 7-3

药物名称	母体血浆浓度(μg/ml)	母乳浓度(μg/ml)	新生儿血浆浓度(μg/ml)
苯巴比妥	20～50	20～50	10～20
酰胺咪嗪	6～12	5～10	5～7
地西泮	0.5～1.5	0.2～1.0	0.2～0.8
溴化物	150～200	10～50	10～60
氯丙嗪	1	0.3	0.05～0.10
丙咪嗪	2～13	0.5～1.5	0.05～0.50
碳酸锂	2～11	0.7～4	0.5～1.5

(二) 哺乳期妇女用药注意事项

1. 选药慎重，权衡利弊。药物对母亲和所哺育的婴儿会有哪些危害和影响，要进行利弊权衡。如所用药物弊大于利，则应停药或选用其他药物和治疗措施；对可用可不用的药物尽量不用；必须用者要谨慎使用，疗程不要过长，剂量不要过大。在用药过程中要注意观察不良反应。

2. 适时哺乳，防止蓄积。避免使用长效药物及多种药物联合应用，尽量选用短效药物，以疗法代替多剂疗法，这样可以减少药物在婴儿体内蓄积的机会。

3. 非用不可，选好代替。如果哺乳期的母亲患病必须用药时，则应选择对母亲和婴儿危害和影响小的药物替代。例如，乳母患泌尿道感染时，不用磺胺类药，而用氨苄西林代替，这样既可有效地治疗乳母泌尿道感染，又可减少对婴儿的危害。

4. 代替不行，人工哺育。如果乳母必须使用某种药物进行治疗，而此种药物又会给婴儿带来危害时，可考虑暂时采用人工喂养。避免在乳母血药浓度高峰期间哺乳，可采取乳母用药前血药浓度较低时哺喂婴儿。

(三) 乳母禁用的药物

1. 红霉素：从乳汁中排泄量较大，静脉滴注时乳汁浓度较血药浓度高 4～5 倍。

2. 卡那霉素：有可能导致婴儿中毒。

3. 四环素类：四环素类乳汁中平均浓度为血清浓度的 70%。哺育期服用可导致婴儿永久性牙齿变色，因此，哺乳期不应使用。

4. 氯霉素：乳汁中浓度接近于血药浓度的 50%，虽然乳汁中的浓度不足以导致灰婴综合征，但有可能导致骨髓抑制。

5. 磺胺类药：通过乳汁的药量足以使葡萄糖-6-磷酸脱氢酶(G-6-PD)缺乏的婴儿发生溶血性贫血，或由于它可以从血浆蛋白中置换胆红素而致新生儿黄疸。

6. 甲丙氨酯(眠尔通)：可引起新生儿中毒。

7. 苯二氮卓类：婴幼儿对此类药物特别敏感，加之这类药物在婴幼儿特别是早产儿体内排泄慢，可对哺育婴儿造成严重不良影响。在临床上表现为呼吸抑制、体温过低及进食不佳。地西泮(安定)、硝西泮(硝基安定)等安定药引起者居多，需大剂量应用时应停止母乳喂养。

8. 细胞抑制剂和免疫抑制剂：乳母必须停止哺乳，因为这些药物会进入乳汁。

9. 金属类：砷、锑、溴、汞及锂可以进入乳汁。

10. 甲氨蝶呤：哺乳期应用甲氨蝶呤，有可能导致哺乳婴儿的免疫机制改变。有关其致癌作用及其对发育的影响目前尚不清楚。

11. 锂盐：哺乳期母亲应用锂盐，可导致哺乳婴儿锂中毒。表现为肌肉松软、紫绀和心脏杂音。乳母应用锂盐期间，婴儿应改由人工喂养。

12. 溴隐停：溴隐停抑制乳汁分泌，哺乳期禁用。如必须使用，应停止母乳喂养。

13. 二氮嗪(氯苯甲噻二嗪)：在乳汁中有明显排泄，对哺育婴儿有危险。

14. 环磷酰胺：哺育期应用环磷酰胺，可抑制哺育婴儿的免疫系统。有关其致癌作用及其对生长的影响目前尚不清楚。

15. 金盐：哺育期应用金盐，可致哺育婴儿患皮疹及肝肾炎症。

16. 氟烷：氟烷易排泄在乳汁中。应用此药的母亲，间隔一定时间后再行喂养乳儿。

17. 麦角胺：哺乳期应用麦角胺，可致哺乳婴儿呕吐、腹泻和惊厥。

18. 硫脲嘧啶：服用硫脲嘧啶者，其乳汁中药物浓度可为血浓度的 3～12 倍，有可能引起婴儿甲状腺肿和粒性白细胞减少或缺乏。

19. 他巴唑(甲巯咪唑)：他巴唑易进入乳汁，可抑制哺乳婴儿的甲状腺功能。其他硫脲类抗甲状腺药(如甲基硫氧嘧啶、丙基硫氧嘧啶、甲亢平等)也易进入乳汁。

20. 造影剂：口服胆囊造影剂可排泄于乳汁中，如碘泛酸、碘阿芬酸等，哺乳期不应使用。如必须使用，应暂时停止授乳。

21. 碘及碘化物：碘主动排泄于乳汁中，可致哺乳婴儿甲状腺功能低下和甲状腺肿。

22. 放射活性碘：放射活性碘(^{131}Ⅰ和^{125}Ⅰ)和碘一样，主要在乳汁中排泄，抑制哺乳婴儿甲状腺功能。哺乳期禁用，否则应暂时停止授乳数周到数月。

(四) 乳母慎用的药物

1. 克林霉素(氯洁霉素)：哺育期母亲应用克林霉素，其婴儿有血样腹泻，可能与林可霉素引起的结肠炎有关。

2. 异烟肼：哺乳母亲应用异烟肼，必须经常观察婴儿有无异烟肼的副作用。如维生素 B_6 缺乏及肝炎等迹象。

3. 三环类抗抑郁药：如丙咪臻、去甲丙咪嗪等在乳汁中有排泄，但尚未报道对哺育婴儿有什么不良影响。然而，婴儿对三环类抗抑郁药特别敏感，故哺育期用药应谨慎。

4. 水合氯醛：哺育期应用，可致婴儿嗜睡等不良现象。

5. 巴比妥类：如苯巴比妥、异戊巴比妥、司可巴比妥等排泄于乳汁中，母亲应用催眠量可致婴儿镇静。一般认为巴比妥类催眠药从乳汁排泄不多，不会影响乳儿。亦有报道，患癫痫乳母每日服苯妥英钠和苯巴比妥各 400 mg，婴儿出现高铁血红蛋白症、全身瘀斑、嗜睡和虚脱等，故哺乳期妇女应避免长期服用上述药物。

6. 抗精神病药：氯丙嗪、三氟拉嗪、氟哌啶醇等抗精神病药在乳汁中均有排泄，但常用量下浓度很低。为慎重起见，接受此类药物期间，最好避免母乳喂养。

7. 抗凝剂：大多数双香豆素类衍生物是禁用的，而肝素则相反，它不全进入乳汁，但是，如果需要采用抗凝剂以防止血栓形成，也意味着要停止哺乳。

8. 泻药：蒽醌衍生物(番泻叶、美鼠李皮)据报道能进入乳汁，引起小儿腹泻。盐类泻剂、酚酞、芦荟、液体石蜡、琼脂在乳汁中的含量少，对婴儿无影响。

9. 西咪替丁：西咪替丁在乳汁中浓缩，可致婴儿胃酸降低，抑制药物代谢，引起中枢兴奋，哺乳期应慎用。

10. 甾体激素类、皮质激素类、雌激素类、孕激素类、雄激素类：虽然皮质激素进入乳汁可引起婴儿黄疸(它们抑制葡萄糖醛酸转移酶)，但产后可以应用。孕激素类及雌激素类治疗剂量的5%在乳汁中出现，此量足够使小儿乳腺胀大。雄激素类只有很少量(1%)进入乳汁，未见有影响婴儿的报道。

11. 阿司匹林和吲哚美辛：哺乳期中等剂量短期服用阿司匹林，可能是安全的，但大剂量使用可对哺乳婴儿造成不良影响，如婴儿代谢性酸中毒；吲哚美辛可能引起乳婴惊厥。

12. 萘啶酸：母亲应用萘啶酸，哺乳婴儿有引起代谢性酸中毒、溶血性贫血和良性颅内高压的报道。口服常用量萘啶酸后，进入乳汁的量是很少的，但婴幼儿对此药排泄缓慢，可致蓄积。

13. 口服避孕药：新生儿的解毒系统不健全，对口服避孕药中的激素较敏感。哺乳期间服用口服避孕药后有引起婴儿男子女性型乳房的报道。如在此期服用口服避孕药，应首选低剂量孕激素，而不采用含雌激素和孕激素的复方。尽管低剂量孕激素不是最有效的避孕方法，但由于哺乳期本身的避孕作用，也可达到满意的避孕效果。另外，低剂量孕激素不抑制乳汁分泌。

14. 抗组织胺药：婴幼儿对这些药物的中枢作用较为敏感。异丙嗪和苯海拉明的中枢抑制作用最强，吡苄明次之，氯苯那敏最弱。苯茚胺有中枢兴奋作用。

15. 乙醇：哺乳期间小剂量应用，对婴儿无影响；大剂量应用，可明显影响哺乳婴儿。

16. 甲状腺素：母亲使用治疗量，对哺乳婴儿无不良影响，但需避免大剂量服用。值得特别指出的是，当乳母患有维生素 B_1 缺乏症时，其乳汁对婴儿有毒，婴儿中毒剧烈程度依吸吮奶量多少而定。吸吮多的乳儿易于急性发作，甚至突然死亡。因此，为救治婴儿中毒，可给予乳母及婴儿维生素 B_1，以促使毒物氧化为无害产物。

第八章　其他特殊人群用药

在日常各项工作中，驾驶员(包括驾驶飞机、车船，操作机械、农机具手和高空作业人员)常因服药后影响其正常反应，出现不同程度的疲倦、嗜睡、困乏和精神不振、视物模糊、辨色困难、多尿、平衡力下降等，这些都会影响人的反应能力，容易出现危险和人身事故。医师、药师应指导驾驶员了解这方面的知识，以确保驾驶员的用药安全。

一、驾驶员应慎用的药物

1. 可引起驾驶员嗜睡的药物

(1) 抗感冒药采用复方制剂，组方有解热药、鼻豁膜血管收缩药或抗过敏药，后两者可缓解鼻塞、打喷嚏、流鼻涕和流泪等症状，但服药后易使人嗜睡。

(2) 抗过敏药可拮抗致敏物组胺，同时也抑制大脑的中枢神经，引起镇静，服后表现为神志低沉、嗜睡，其强度因个人的敏感性、品种和剂量而异。

(3) 所有的镇静催眠药对中枢神经都有抑制作用，可诱导睡眠。抗偏头痛药苯噻啶服后可有嗜睡和疲乏反应。

(4) 质子泵抑制剂奥美拉唑、兰索拉唑、泮托拉唑服后偶见有疲乏、嗜睡的反应。

2. 可使驾驶员出现眩晕或幻觉的药物

(1) 镇咳药右美沙芬、那可丁可引起嗜睡、眩晕；枸橼酸喷托维林(咳必清)于服后 10 分钟可出现头晕、眼花、全身麻木，并持续 4～6 小时。

(2) 解热镇痛药双氯芬酸服后可出现腹痛、呕吐、眩晕，发生率约 1%，极个别人可出现感觉或视觉障碍、耳鸣。

(3) 抗病毒药金刚烷胺可刺激大脑与精神有关的多巴胺受体，服后会出现幻觉、精神错乱、眩晕、嗜睡、视力模糊等症状。

(4) 抗血小板药双嘧达莫服后约 25%的人会出现头痛、眩晕；周围血管扩张药氟桂利嗪常使人有抑郁感、嗜睡、四肢无力、倦怠或眩晕等症状。

3. 可使驾驶员视力模糊或辨色困难的药物

(1) 解热镇痛药布洛芬服用后偶有头晕、头昏、头痛等症状，少数人可出现视力降低和辨色困难；另吲哚美辛(消炎痛)可出现视力模糊、耳鸣、色视。

(2) 解除肠痉挛药东莨菪碱可扩大瞳孔，持续 3～5 天，出现视物不清；阿托品可使睫状肌调节麻痹，导致驾驶员视物不清或模糊，约持续一周。

(3) 扩张血管药甲磺酸二氢麦角碱除偶发呕吐、头痛外，还会使视力模糊而看不清路况。

(4) 抗心绞痛药硝酸甘油服后可出现视力模糊。

(5) 抗癫痫药卡马西平、苯妥英钠、丙戊酸钠在发挥抗癫痫病作用的同时，可引起视力模糊、复视或眩晕，使驾驶员看路面或视物出现重影。抗精神病药利培酮服后偶见头晕、视力模糊、注意力下降等反应。

4. 可使驾驶员出现定向力障碍的药物

(1) 镇痛药哌替啶注射后偶致定向力障碍、幻觉。

(2) 抗消化性溃疡药雷尼替丁、西咪替丁、法莫替丁可减少胃酸的分泌，但能引起幻觉、定向力障碍。

(3) 避孕药长期服用可使视网膜血管发生异常，出现复视、对光敏感、疲乏、精神紧张，并使定向能力发生障碍，左右不分。

5. 可导致驾驶员多尿或多汗的药物

(1) 利尿药阿米洛利及复方制剂服后尿液排出过多，出现口渴、头晕、视力改变。

(2) 抗高血压药复方利血平氨苯蝶啶片(北京降压 0 号)服后使尿量增多，尿意频繁，影响驾驶；吲达帕胺服后 3 小时产生利尿作用，4 小时后作用最强，出现多尿、多汗或尿频；哌唑嗪服后出现尿频、尿急。

二、防范措施

吃药后出现不良反应的时间、程度不易控制，迄今在科学上也难以克服。对驾驶员来说，生病时既要吃药，又要保证驾驶安全，因此，采取必要的防范措施，坚持合理用药就显得格外重要。

1. 开车前 4 小时慎用上述药物，或服后休息 6 小时再开车。

2. 注意复方制剂中有无对驾驶能力有影响的成分。

3. 对易产生嗜睡的药物，服用的最佳时间为睡前半小时，既减少对日常生活带来的不变，也能促进睡眠。有些感冒药分为日片或夜片，如日夜百服宁片、白加黑感冒片，日片不含抗过敏药，极少引起嗜睡，在白天宜尽量选用日片。

4. 改用替代药，如过敏时尽量选用对中枢神经抑制作用小的抗过敏药，如咪唑斯汀、氯雷他定、地氯雷他定。感冒时选用不含镇静药和抗过敏药的日片。

5. 如糖尿病患者，在注射胰岛素和服用降糖药后稍事休息，如血糖过低出现头晕、眼花、手颤等症状，可进食少量食物，如巧克力、水果糖等。

6. 千万不要饮酒或含酒精的饮料，乙醇是一种中枢神经抑制剂，可增强催眠药、镇静药、抗精神病药的毒性。

7. 注意药品的通用名和商品名，有时同一药品有不同的商品名，医师和药师要注意辨认，并向患者交代清楚。

三、运动员禁用的药物

(一) 兴奋剂的概念和分类

兴奋剂是运动员参赛时禁用的药物，具体是指能起到增强或辅助增强自身体能或控制能力，以达到提高比赛成绩目的的某些药物或生理物质。兴奋剂品种不断增多，国际奥委会的禁用药物目前已达100余种。它分为六类：一是精神刺激剂，如麻黄素、可卡因、苯丙胺等；二是合成类固醇，如甲睾酮、苯丙酸诺龙等；三是利尿剂，如呋噻米、依他尼酸、螺内酯（安体舒通）等；四是麻醉镇痛剂，如可待因、哌替啶、芬太尼等；五是β受体阻断剂，如普萘洛尔等；六是肽激素类等，如生长激素、促红素（EPO）或重组人促红素（rhEPO）、促性腺激素等。运动员禁用的药物品种详见《新篇药物学》（第16版）附录。

（二）兴奋剂的危害

1. 合成类固醇因能促使体格强壮、肌肉发达、增强爆发力，并缩短体力恢复时间，故常被短跑、游泳、投掷、摔跤、柔道、健美、自行车、滑雪、橄榄球等运动员使用。但它潜在隐藏着较大的毒副反应：男性长期使用，会导致阳衰、睾丸萎缩、精子生成减少，甚至无精子，从而影响生育；女性长期使用，可导致月经紊乱，甚而闭经和不孕，同时还会出现男性化症状，像多毛、长胡须、声音变粗、脱发、性功能异常等，即使停药也不可逆转。更为重要的是，不论男女，均会诱发高血压、冠心病、心肌梗死与脑动脉硬化和脑血管破裂，以及引起肝癌、肾癌等疾患。

2. 精神刺激剂如麻黄素能提高运动员的呼吸功能，改善循环，增加供氧能力，并能振奋精神。但长期服用，会有头痛、心慌、焦虑、失眠、耳鸣、颤抖等不良反应。严重中毒时，会因心力衰竭和呼吸衰竭而死亡。再如，可卡因会使运动员情绪高涨、斗志昂扬，还能产生欣快感，能忍受竞技造成的伤痛，并提高攻击力。但用量大时，会出现中毒症状，呼吸快而浅，血压上升，严重时会呼吸麻痹而死亡。

3. β受体阻断剂有镇静效果，如射击、体操、滑雪、赛车等项目的运动员用后可降低血压、减慢心率、减少心肌耗氧量，增加人体平衡功能，增强运动耐力，尤其能消除运动员比赛前的紧张心理，使之正常或超常发挥竞技水平，取得良好成绩。但滥用此类药物，会引起头晕、失眠、抑郁、幻觉、心动过缓、低血压，严重者可诱发支气管哮喘。若长期使用后突然停药，会出现心跳过速、心肌梗死，乃至突然死亡。

4. 利尿药可帮助人短时间内急速降低体重，易造成人体严重脱水、肾衰竭。常被自行车、摔跤和举重选手使用。

5. 麻醉性镇痛药其作用是让运动员能长时间忍受肌肉疼痛。但其能使伤口进一步恶化，导致呼吸困难和药物依赖。常被游泳和长跑选手使用。

6. 肽激素类如生长激素（HGH）的作用是刺激骨骼、肌肉和组织的生长发育，其危害表现为手、足、脸以及内部器官的不正常发育。常被田径、举重等选手使用。再如，红细胞生成素的作用是刺激血红细胞的生长，以提高血液中携氧量。其危害是导致肝功能和心脏功能衰竭，并常引起糖尿病。常被自行车、赛艇、短跑和长跑选手使用。

第九章　非处方药

第一节　概　　述

处方药和非处方药分类管理是按照药品安全、有效、使用方便的原则，依其品种、规格、适应症、剂量及给药途径不同而对药品进行的管理，包括建立相应法规、管理规定及实施的监督管理。西方发达国家20世纪50年代开始对药品实行分类管理，目前各国都认识到实行药品分类管理对人们用药安全、有效具有十分重要的作用，世界卫生组织也向发展中国家推荐这一管理模式。

《中共中央、国务院关于卫生改革和发展的决定》(1997年1月15日)中提出“国家建立并完善基本药物制度、处方与非处方药分类管理制度和中央与省两级医药储备制度”，明确了药品分类管理的方向和任务。

1998年，国家药品监督管理局组建后，按照国务院赋予的职能，加大推进力度，明确提出了实施药品分类管理是我国药品监督管理工作的一次重大改革，也是一项与人民用药安全、有效息息相关，提高人民生活质量、体现社会文明与进步的工作。1999年4月19日，国家药品监督管理局会同卫生部、劳动和社会保障部、国家中医药管理局、国家工商行政管理局联合印发了《关于我国实施处方药与非处方药分类管理若干意见的通知》(国药管安[1999]120号)，提出了我国实施药品分类管理的目标和基本原则，确定了“积极稳妥、分步实施、注重实效、不断完善”的工作方针；1999年6月11日发布了第10号局令《处方药与非处方药分类管理办法》(试行)，并按照“安全有效、慎重从严、结合国情、中西药并重”的指导思想和“应用安全、疗效确切、质量稳定、使用方便”的遴选原则，公布了第一批“国家非处方药目录”；1999年11月19日国家药品监督管理局颁发了《非处方药专有标识管理规定》(暂行)以及《处方药与非处方药流通管理暂行规定》(1999年12月28日)，部署了对第一批非处方药药品的审核登记工作；2001年提出了第二批非处方药甲类、乙类药品目录，同时，确定了第一批“国家非处方药目录”中的乙类品种，2002—2003年年初陆续公布了第三批和第四批“国家非处方药目录”。

完善执业药师制度，提高执业药师队伍的素质是药品分类管理制度的关键。国家有关部门制定和修订了执业药师的各项管理制度，全面确立了执业药师资格认证工作体系。同时，采取积极的政策，扩大执业药师队伍。

几年来，处方药与非处方药分类管理工作通过试点、宣传、普及、培训等取得了成绩，经过各方面的共同努力，已出台法规并得到贯彻。目前，社会各界对我国实施药品分类管理制度的认识基本得到统一。我国实施药品分类管理制度的基本框架和思路已初步形成，各项配套工作(如起草《执业药师》、与有关部门协调推进医疗保险制度改革、建立健全法律法规)正在抓紧制订和落实。这些都为我国药品分类管理的实施打下坚实的基础。

第二节　处方药与非处方药的定义和特点

一、处方药

处方药系指必须凭执业医师或执业助理医师处方才能购买和使用的药品。

国外常用术语有：Prescription Drug，Ethical (Ethic) Drug，LegendDrug 简称 Rx。在处方的左上角，常写有“R”或“RP”，是拉丁文“Recipe”(请取)的缩写，表示医生需取用此药。因此，“R”有处方药之意。

处方药包括：

1. 国际规定管制的特殊药品(麻醉药品、精神药品、医疗用毒性药品)。
2. 新上市的新药，对其药理活性与副作用还要进一步观察。
3. 药品本身毒性较大，如抗癌药等。
4. 治疗借助于诊断手段(光、电、核、声仪器或血、尿、粪、组织的生化分析)来确诊的疾病，并由医师开具处方，用于专属性强、病情严重而又需要医护人员监督指导使用的药品，如治疗心血管疾病的药品等。
5. 非肠道给药的制剂，主要是粉针剂、大输液及各类注射剂。

二、非处方药

非处方药系指不需要凭执业医师或执业助理医师处方即可自行判断、购买及使用的药品。

国外常用的术语有：Nonprescription Drug(非处方药)，Over the Counter Drug(柜台销售药)，Home Remedies(家庭用药)，Proprietary Nonprescription Drug(商品名非处方药)，日本常称作“一般用医药品”或“大众药”，也有称“一般药”的，其中 Over the Counter Drug，简称为 OTC，已成为国际上通用的“非处方药”简称，所以，当在报纸、杂志、书籍和商店见到“OTC”字样，即指非处方药，这也体现了与国际接轨。

非处方药不经医师处方，直接从药房或药店等处购买，消费者只是根据对疾病的自我认识而使用。因此，非处方药的安全性、有效性及通俗易懂的标签就显得格外重要。具体来说，作为非处方药必须具备以下特点：

1. 使用安全

非处方药是根据现有资料和长期临床使用，被证实安全性大的药品，用于消费者能自我诊断的病情；无潜在的毒性，不易引起体内蓄积和中毒；不含有成瘾的药物成分；使用后不易引起机体对药品的依赖性；使用非处方药一般不会有致畸、致癌、致突变的“三致”作用，不会诱发耐药性或抗药性；依照标签使用时，在规定的正常用法、正常剂量范围内不产生严重药品不良反应，或者虽有一般的副作用，但用药者可自行察觉、可耐受，而且这种不良反应和副作用为一过性，停药后可迅速消失；使用非处方药不会掩盖症状；使用药品前后无须做特殊检验。

2. 疗效确切

非处方药作用针对性强，适应症明确，容易为消费者所掌握；能减轻疾病的初始症状或防止恶化；对已经确诊的慢性疾病，能减轻症状或延缓病情发展；使用非处方药治疗疾病期间，不需要经常调整剂量，更不需要特殊监测；连续多次使用不会引起疗效降低，即机体对药物一般不产生耐受性。

3. 质量稳定

非处方药物理化学性质稳定，包装符合要求，在一般条件下储存较长时间也不会变质（仅在有效期内）。

4. 标签说明通俗易懂

由于非处方药直接面向广大消费者，由消费者自行选择使用，因而非处方药的标签应当按照国家药品监督管理局的规定详细、具体，以达到科学、简明、消费者易懂的要求；对于不可让儿童服用的药品，必须有显著提示，以保证非处方药在广泛应用中的安全性。

5. 应用方便

非处方药一般以口服、外用、吸入等剂型为主，便于消费者自行使用，药品的剂量简单明确。

总之，保障人民群众用药安全有效、使用方便，是实施处方药与非处方药分类管理的根本目的。

三、处方药与非处方药的区别

为了更清楚地了解处方药与非处方药的区别，详见表 9－1。

表 9－1　处方药与非处方药的区别

项目	处方药	非处方药
疾病诊断者	医生	患者自我诊断
疾病类型	病情较重，需经医生诊断治疗	小伤小病解除症状，慢性病维持治疗
取药凭据	医生处方	无需处方
取药地点	医院调剂室、药店（凭医生处方）	医院调剂室、药店、超市（乙类）
服药天数	长	短
给药途径	根据病情和医嘱执行	口服、外用为主
品牌保护方式	新药保护、专利保护期	品牌
宣传对象	医生	消费者
广告范围	专业性医药报刊	大众传播媒介
专有标示	无	有

第三节　非处方药遴选原则

我国非处方药按照“安全有效、慎重从严、结合国情、中西药并重”的指导思想，确定“应用安全、疗效确切、质量稳定、使用方便”的遴选原则，从已上市的中西药品种中遴选出我国的非处方药。

一、应用安全

安全性是遴选非处方药的主要条件，也是区别处方药与非处方药的标准。目的是保证在无医生的指导下消费者能自行安全使用。由于非处方药用于小伤小病的治疗，因而必须保证治疗过程中消费者承担的治疗风险极小。非处方药安全性具体要求如下：

（1）根据现有资料和长期临床使用，确已证实为安全性药品。

（2）药品长期使用不产生依赖性和耐药性，无“三致”（致畸、致癌、致突变）作用，无潜在毒性，不易蓄积中毒。

（3）在推荐剂量下，无严重不良反应，或虽有反应也多为一过性，停药后可自行消失。

（4）不会掩盖其他疾病的诊断，不会诱导病原体产生耐药性或抗药性。

（5）与其他药品、食品或保健品同服时，不产生有害的相互作用。

二、疗效确切

非处方药必须疗效可靠，适应症明确，易为消费者所掌握、使用；使用剂量无需调整；无须进行特殊试验、检查和监测；长期使用不易产生耐药性。

三、质量稳定

这是非处方药遴选原则的必要条件。非处方药既要安全有效，又要物理化学性质稳定，其制剂便于保存，因此必须保证：

（1）质量有可靠质控方法和质量标准作保证。

（2）物理化学性质稳定，不需要特殊的保存条件。

（3）包装严密，有效期及生产批号明确。

四、使用方便

非处方药在使用前后都不必进行特殊的检查与试验；其标签与使用说明书均通俗易懂，消费者易于掌握；非处方药为单剂量包装，开启与携带方便，由于使用方便，可提高消费者对非处方药使用的依从性，增强治疗疾病的信心。

第四节　国家非处方药的品种和有关标识

国家药品总监管理局经过遴选，于1999年7月发布的第一批“国家非处方药目录”共325个品种。化学药品制剂(西药)部分为23类，即解热镇痛药、镇静助眠药、抗过敏药与抗眩晕药、抗酸药与胃黏膜保护药、助消化药、消胀药、止泻药、胃肠促动力药、缓泻药、胃肠解痉药、驱肠虫药、肝病辅助药、利胆药、调节水与电解质平衡药、感冒用药、镇咳药、祛痰药、平喘药、维生素与矿物质、皮肤科用药、五官科用药、妇科用药、避孕药，共165个品种(每个品种含有不同剂型)。其中“活性成分”121个，既可单独制成制剂，也可作为复方制剂成分；“限复方制剂活性成分”25个，仅限作为复方制剂成分，而不能单独使用；“复方制剂”19个，其中属《中华人民共和国药典》与《药品标准》的11个品种：阿苯片、氢氧化铝复方制剂、三硅酸镁复方制剂、开塞露、口服补液盐、复方维生素B、十一烯酸复方制剂等。中成药制剂为7个治疗科，即内科、外科、骨伤科、妇科、儿科、皮肤科、五官科，共160个品种(每个品种含不同剂型)。由于实施药品分类管理在我国尚处于探索起步阶段，所以，第一批公布的国家非处方药暂时全部按甲类非处方药管理。(注：发布第二批“国家非处方药目录”时补充发布了第一批“国家非处方药目录中乙类非处方药品名单”，其中，化学药品乙类非处方药制剂88个，中成药乙类非处方药制剂106个)

2001—2003年陆续发布了第二批、第三批和第四批“国家非处方药目录”，公布形式与第一批有所不同：其一是化学药品部分改为按呼吸系统用药、神经系统用药、消化系统用药、五官科用药、皮肤科用药、妇科用药、维生素与矿物质类药分类，共7个部分；其二是化学药品和中成药均按制剂品种公布；其三是分甲类非处方药和乙类非处方药。(见表9-2、表9-3)

表9-2　第一批至第四批“国家非处方药目录”品种统计

分类 批次	化学药品制剂			中成药制剂		
	甲类	乙类	合计	甲类	乙类	合计
第一批	180	88	268	235	106	341
第二批	136	69	205	991	361	1 352
第三批(一)	36	14	50	116	41	157
第三批(二)	31	16	47	280	81	361
第四批(一)	59	48	107	142	54	196
第四批(二)	24	27	51	192	57	249

表 9-3　常用非处方药的品种、适应症、不良反应和注意事项

药品名称	适应症	不良反应	注意事项
布洛芬	用于感冒或流感的解热，减轻轻至中度疼痛，如关节痛、神经痛、肌肉痛、头痛、痛经、牙痛	常见胃肠道反应，如胃部不适、食欲减退、恶心、呕吐等，偶也可见皮疹、瘙痒、头晕、哮喘以及一过性转氨酶升高，长期大量服用或致肾功能不全	① 对阿司匹林过敏者、哮喘患者、孕妇、哺乳期妇女、高血压患者，以及消化道溃疡患者禁用。② 服药期间不得饮酒
阿司匹林（包括阿司匹林钙脲、锌、赖氨酸阿司匹林）	用于感冒或流感的解热，减轻轻至中度疼痛，如关节痛、神经痛、肌肉痛、头痛、偏头痛、痛经、牙痛	常见胃肠道反应，如胃部不适、食欲不振、恶心、呕吐、消化不良、耳鸣、听力减退、头晕、哮喘、皮疹，个别可见胃出血	① 有哮喘、消化道溃疡病史者，以及对本品过敏者禁用。② 服药期间不得饮酒
吲哚美辛（消炎痛）	限外用和塞肛。外搽用于减轻肌肉痛及关节痛，栓剂塞肛用于解热	外用不良反应少见，偶有刺激感	对阿司匹林或其他非甾体抗炎镇痛药过敏者慎用或禁用
对乙酰氨基酚（扑热息痛）	用于感冒或流感的解热，减轻轻至中度疼痛，如关节痛、神经痛、肌肉痛、头痛、偏头痛、痛经、牙痛	推荐剂量较少出现不良反应。偶见过敏性皮炎、血象改变。大剂量可见肝、肾功能不全	① 对阿司匹林或其他非甾体类抗炎镇痛药过敏者慎用或禁用。② 服用本品期间不得饮酒，孕妇慎用
阿苯片（含阿司匹林、苯巴比妥）	用于小儿退热，预防发热所致的惊厥	推荐剂量较少出现不良反应。偶见过敏性皮炎、皮疹、瘙痒及血象改变	对阿司匹林、苯巴比妥过敏者禁用
对乙酰氨基酚复方制剂［以对乙酰氨基酚为主，可含咖啡因、阿司匹林、异丙安替比林、氢溴酸右美沙芬、盐酸伪麻黄碱（或盐酸苯丙醇胺）、马来酸氯苯那敏（或盐酸苯海拉明）］	用于解热，减轻头痛、神经痛、偏头痛、肌肉痛、关节痛、痛经	推荐剂量较少出现不良反应。偶见过敏性皮炎、皮疹、瘙痒及血象改变	① 对本品各组成成分过敏者禁用。② 服用本品期间不得饮酒
氯美扎酮（芬那露）	用于镇静催眠	推荐剂量较少出现不良反应。偶见疲倦、乏力、头晕等	① 不宜与其他中枢抑制药并用。② 老年人用量酌减。③ 司机或操作机器者慎用或停药
谷维素	用于更年期综合征、各科神经官能症、经前期紧张症，也用于脑震荡后遗症的辅助治疗，解除焦虑烦躁等症状	推荐剂量较少出现不良反应。偶见胃部不适或皮疹、瘙痒	过量服用或致脱发、体重增加，一经发现应减量或停药

续表 9-3

药品名称	适应症	不良反应	注意事项
盐酸异丙嗪(非那根)	用于过敏、镇静	可见有中枢抑制、困倦乏力、口干、口苦、食欲下降、痰液黏稠。偶见过敏、低血压、肝功能损害等	① 高空作业者、机械操作者、驾驶员工作时禁用。② 肝肾功能不全者慎用。③ 勿与苯二氮卓类及酒精类制剂同用。④ 孕妇、新生儿禁用。⑤ 哺乳期妇女、老年人慎用。⑥ 青光眼、癫痫、甲亢患者慎用。⑦ 对本品过敏者禁用
马来酸氯苯那敏(扑尔敏)	用于过敏	可见有中枢抑制、困倦、乏力、口干、痰液黏稠。偶见过敏反应	① 高空作业者、机械操作者、驾驶员工作时禁用。② 勿与苯二氮卓类及酒精类制剂同用。③ 孕妇、哺乳期妇女、老年人慎用。④ 对本品过敏者禁用
盐酸苯海拉明	用于过敏和眩晕引起的恶心、呕吐	可见有中枢抑制、困倦、乏力、嗜睡、口干、胃肠道不适。偶见过敏、心悸、兴奋	① 高空作业者、机械操作者、驾驶员工作时禁用。② 勿与苯二氮卓类及酒精类制剂同用。③ 孕妇、哺乳期妇女、新生儿禁用。老年人慎用。④ 对本品过敏者禁用
茶苯海明(乘晕宁)	用于防治乘车、机、船引起的眩晕、恶心和呕吐	可见倦怠思睡、注意力不集中、头晕、乏力、恶心呕吐、食欲不振	① 高空作业者、机械操作者、驾驶员工作时禁用。② 肝肾功能不全者慎用。③ 勿与苯二氮卓类及酒精类制剂同用。④ 孕妇、新生儿、早产儿禁用。⑤ 老年人慎用
盐酸地芬尼多	用于防治乘车、机、船引起的眩晕、恶心和呕吐	可见口干、心动过速、头晕和胃部不适,还有头痛、视力模糊、皮疹和短时低血压	① 6 个月以内婴幼儿、肾衰者禁用。② 孕妇慎用。③ 青光眼、胃溃疡、妊娠、泌尿道阻塞或窦性心动过速者慎用
色甘酸钠	用于预防过敏性支气管哮喘	粉雾、气雾吸入或滴眼、滴鼻时少数人有局部刺激反应,口服有时有恶心或食欲不振等反应	① 粉雾、气雾剂应用需特殊工具,专人专用。② 孕妇、哺乳期妇女、肾功能不全者慎用。③ 对本品过敏者禁用。④ 本品易潮解,应置于干燥处保存
氢溴酸东莨菪碱	用于防治乘车、机、船引起的眩晕、恶心和呕吐	可见口干、皮肤潮红、视物模糊	① 青光眼、前列腺肥大者禁用。② 老年人、孕妇、哺乳期妇女、儿童慎用
西咪替丁	用于胃酸过多、烧心	有时头痛、便秘、腹泻、倦怠、潮红、肌肉痛,偶见转氨酶轻度升高	① 肾功能不全或老年患者、孕妇及哺乳期妇女慎用。② 16岁以下儿童不推荐使用

续表 9-3

药品名称	适应症	不良反应	注意事项
盐酸雷尼替丁	用于胃酸过多、烧心	常见的有恶心、皮疹、便秘、乏力、头痛、头晕等，少见肝功能轻度损伤，停药后即可恢复	① 肝功能不全及老年患者、孕妇及哺乳期妇女慎用。② 16 岁以下儿童不推荐使用
法莫替丁	用于胃酸过多、烧心	少数患者可有口干、便秘、腹泻、皮疹、面部潮红、白细胞减少，偶有轻度转氨酶升高	① 严重肾功能不全者、孕妇、哺乳期妇女禁用。② 16 岁以下儿童不推荐使用
硫糖铝	用于胃炎、胃酸过多	常见便秘，少见或偶见有腰痛、腹泻、恶心、眩晕、嗜睡、口干、疲劳、皮疹、瘙痒以及背痛等	① 习惯性便秘者慎用。② 不宜与多酶片合用。③ 不宜与四环素、地高辛等同时服用
铝碳酸镁	用于胃炎、胃酸过多	少数病人有胃肠道不适，大便次数增多，或糊状大便，个别有腹泻	① 本品可能干扰或影响其他药物吸收，如四环素、喹诺酮类、含铁药物、抗凝剂、地高辛、H_2 受体拮抗剂，因此，上述药物应在用本品之前或之后 1～2 小时再服用。② 肾功能不全患者慎用或减量服用
氢氧化铝复方制剂（含氢氧化铝、三硅酸镁、颠茄流浸膏）	用于胃酸过多、烧心	可见便秘，肾功能不全者可致血中铝离子浓度升高，引起痴呆等中枢神经系统病变	① 长期便秘、肾功能不全者慎用。② 不宜与四环素合用。③ 应避免与地高辛、氯丙嗪、普萘洛尔、吲哚美辛、异烟肼及巴比妥类同时使用
三硅酸镁复方制剂（含三硅酸镁、氢氧化铝、海藻酸）	用于胃酸过多、烧心	长期服用本品，偶见肾硅酸盐结石	① 低磷血症患者不宜服用。② 严重肾功能不全、阑尾炎、急腹症、肠梗阻、溃疡性结肠炎、慢性腹泻者禁用
碱式硝酸铋复方制剂（以碱式硝酸铋为主，可含碳酸镁、碳酸氢钠、大黄）	用于胃酸过多、胃炎	服药期间大便变黑	胃酸缺乏者禁用
干酵母	用于助消化、腹胀、补充 B 族维生素	过量服用可致腹泻	不宜与碱性药物合用
乳酶生	用于助消化、腹胀、轻度腹泻	少见不良反应	不宜与制酸药、磺胺类、抗生素、铋剂、活性炭、酊剂等同时使用
胰酶	用于助消化	未见不良反应	① 不宜嚼碎服。② 不宜与酸性药同服

续表 9-3

药品名称	适应症	不良反应	注意事项
多潘立酮	用于消化不良，腹胀、嗳气、恶心、呕吐、上腹疼痛	常规用量少见不良反应。大剂量（大于60 mg/d）可能引起锥体外系反应、非哺乳期泌乳、男性或绝经后女性乳房胀痛。其他偶有口干、一过性皮疹或痉挛、腹泻、头痛、神经过敏等	① 1 岁以下儿童不能排除中枢神经系统不良反应之可能。② 不宜与抗胆碱能神经药同用
溴丙胺太林（普鲁本辛）	用于胃肠痉挛性疼痛	常见口干、视力模糊、尿潴留、便秘、头痛、心悸等，减量或停药后消失	① 心脏病、肝功能损害、高血压、前列腺肥大、呼吸道疾患等患者慎用。② 尿潴留、手术前和青光眼患者禁用。③ 服用本品 1 日后仍不见症状缓解应向医师咨询。④ 本品不宜与多潘立酮、甲氧氯普胺同服
氢溴酸山莨菪碱	用于胃肠痉挛性疼痛	可见口干、皮肤潮红、心率增快、视力模糊、排尿困难。用量过大可出现阿托品样中毒症状	① 严重心衰及心率失常患者，前列腺肥大患者慎用。② 尿潴留、手术前和青光眼患者禁用服用本品。③ 服用本品 1 日后不见症状缓解应向医师咨询。④ 本品不宜与多潘立酮、甲氧氯普胺同服
颠茄流浸膏（颠茄浸膏）	用于胃肠痉挛性疼痛	常见便秘，出汗减少，口鼻、咽喉干燥，少数病人可出现视力模糊、排尿困难、眼痛、眼压升高、过敏性皮疹和疱疹	① 老人、幼儿、儿童、心血管病患者、反流性食管炎、胃肠排空迟缓、胃肠道梗阻性疾病、肝功能损害、甲亢、肺部疾病重症肌无力、溃疡性结肠炎、前列腺肥大等患者慎用本品。② 尿潴留、青光眼患者禁用
阿苯达唑	用于蛔虫病、蛲虫病	可见头痛、头晕、恶心、呕吐、腹泻、口干、乏力、皮肤瘙痒、药热等	① 孕妇、哺乳期妇女及 2 岁以下小儿禁用。② 有药物过敏史及癫痫病史者慎用。③ 有蛋白尿、化脓性皮炎及各种急性病者不宜用
甲苯达唑	用于蛔虫病、蛲虫病	不良反应较少，极少数病人有恶心、腹部不适、腹痛腹泻、乏力、皮疹，偶见剥脱性皮炎、全身性脱毛症、嗜酸性粒细胞增多等	① 有过敏史者、孕妇、未满 2 岁的幼儿禁用。② 肝肾功能不全者慎用。③ 蛔虫感染性疾病患者服药后可引起蛔虫游走，造成腹痛或吐蛔虫，甚至发生胆道蛔虫症，此时与左旋咪唑等合用可避免发生。④ 除习惯性便秘者外，不须服泻药腹泻者应在腹泻停止后服药

续表 9－3

药品名称	适应症	不良反应	注意事项
哌嗪（枸橼酸盐，磷酸盐）	用于蛔虫病	偶可引起恶心、呕吐、腹痛、腹泻、头痛、感觉异常、荨麻疹等，停药后很快消失，过敏者可发生流泪、流涕、咳嗽、眩晕、嗜睡、哮喘等	① 本品对人类（特别是儿童）有潜在的神经肌肉毒性，应避免长期过量服用。② 肝肾功能不全、有神经系统疾病或癫痫史或对本品有过敏史者禁用
双羟萘酸噻嘧啶	用于蛔虫病、蛲虫病	少数可有恶心、呕吐、食欲不振、腹痛、腹泻等，偶可发生头痛、眩晕、嗜睡、胸闷、皮疹等。一般为时短暂，可以耐受，无需处理	① 孕妇及 1 岁以下小儿禁用。② 本品可导致一过性门冬氨酸氨基转移酶增高，肝功不全者禁用。③ 冠心病、严重溃疡病、肾脏病患者慎用。④ 服用本品无需空腹，也不需导泻。⑤ 本品与哌嗪类相互拮抗不能合用
盐酸伪麻黄碱复方制剂（以盐酸伪麻黄碱为主，可含马来酸氯苯那敏、氢溴酸右美沙芬、对乙酰氨基酚、维生素 C）	用于感冒。减轻由于感冒、流感所致的各种症状，特别适用于上述疾病的早期症状	常见口干、鼻干、心悸、轻度嗜睡、视力模糊等，停药后可自行恢复	① 可长期持续使用，若 7 日内症状未见缓解或消失，应向医师咨询。② 心脏病、高血压、糖尿病、前列腺肥大、青光眼、甲状腺功能亢进，以及对本品任一成分过敏者禁用。③ 服用期间勿饮用含酒精饮料。④ 高空作业者、驾驶员、机器操作者工作时禁用。⑤ 孕妇、哺乳期妇女以及 12 岁以下儿童慎用，6 岁以下儿童不推荐使用。
磷酸苯丙哌林	用于各种原因引起的无痰干咳及频繁剧烈的咳嗽	偶见口干、口渴、乏力、头晕、嗜睡、胃部不适、食欲不振、药疹	① 对本品过敏者禁用。② 口服时勿嚼碎药片，应整片吞服，以防止药物麻醉口腔黏膜。③ 孕妇慎用
枸橼酸喷托维林（咳必清）	用于各种原因引起的无痰干咳及频繁剧烈的咳嗽	偶见便秘、头痛、头晕、口干、恶心和腹胀、皮肤过敏等	① 痰量多者应并用祛痰药。② 青光眼及心功能不全者、孕妇及哺乳期妇女慎用。③ 对本品过敏者禁用
氢溴酸右美沙芬	用于各种原因引起的无痰干咳及频繁剧烈的咳嗽	偶见头晕、头痛、困倦、食欲不振、便秘等	① 痰量多的患者慎用或与祛痰药同用。② 孕妇、哺乳期妇女、肝功能不全者慎用。③ 对本品过敏者、有精神病史者、呼吸困难者、哮喘伴咳嗽者慎用。④ 不得与单胺氧化酶抑制剂同用

续表 9-3

药品名称	适应症	不良反应	注意事项
羧甲司坦	用于黏痰不易咳出者，慢性支气管炎、支气管哮喘等疾病引起的痰液黏稠，咳出困难者	有时可见恶心、腹部不适、腹泻、头晕及皮疹等	① 对有出血倾向的消化道溃疡患者应慎用。② 孕妇及哺乳期妇女慎用。③ 对本品过敏者禁用。④ 服用本品时应避免同服强效镇咳药，以免稀化的痰液堵塞气道
盐酸溴己新	用于黏痰不易咳出者，如慢性支气管炎、支气管哮喘、支气管扩张等疾病引起的黏痰多而又不易咳出者	偶见恶心、胃部不适，个别患者可见血清转氨酶暂时性升高	① 胃溃疡患者慎用。② 对本品过敏者禁用
乙酰半胱氨酸	用于黏痰不易咳出者	有时可引起呛咳、支气管痉挛、恶心、呕吐、胃炎等	① 老年患者伴有严重呼吸功能不全者慎用。② 对本品过敏者禁用。③ 本品需临时配制，用剩的药液应储于冰箱中，在 48 小时内用完，否则应弃去。④ 本品药液不得与金属、橡皮、氧化剂接触，需用玻璃或塑料器具盛放。⑤ 本品可降低青霉素、头孢菌素、四环素等药的药效，不宜混合或同用；必要时可间隔 4 小时交替使用。⑥ 本品可与糜蛋白酶配合使用
盐酸氯丙那林（氯喘）	用于支气管哮喘，喘息样支气管炎	个别患者用后出现头痛、恶心、胃部不适、心悸以及手指震颤等	① 心律失常、高血压、甲状腺功能亢进、糖尿病、前列腺增生的排尿困难者慎用。② 对本品过敏者禁用。③ 尽量不与茶碱类药物同用，因为其能增强本品之作用，从而使不良反应也随之增加
二羟丙茶碱（喘定）	用于支气管哮喘，喘息样支气管炎	可见头痛、失眠、心悸及恶心、呕吐等胃肠道症状	①易交叉过敏反应，本品过敏者可能对其他茶碱类药物也过敏。② 本品可通过胎盘屏障和乳汁排出，孕妇与哺乳期妇女慎用。③ 严重心脏病、充血性心力衰竭、心律失常、肺源性心脏病、肝病、高血压、甲状腺功能亢进、活动性消化道溃疡、肾病、糖尿病、前列腺肥大者慎用。④ 服用本品时应避免同用克林霉素、红霉素、林可霉素等。⑤ 本品与普萘洛尔同用时，支气管扩张作用可能受到抑制

续表 9－3

药品名称	适应症	不良反应	注意事项
硫酸沙丁胺醇（硫酸舒喘灵）	用于支气管哮喘，喘息样支气管炎	少数人可见恶心、头痛、头晕、心悸、手指震颤	① 本品不推荐儿童使用。② 一般使用 3 日后不见症状缓解，应向医师咨询。③ 高血压、冠心病、甲状腺功能亢进、糖尿病患者，以及孕妇不宜使用，哺乳期妇女应慎用。④ 严重心功能不全者禁用。⑤ β-受体阻滞剂可拮抗本品的扩张支气管作用
维生素 A	用于补充营养及维生素 A 缺乏所致的夜盲症、角膜软化症、干眼症、皮肤粗糙角化	摄入过量可致中毒。慢性中毒可表现为食欲不振、疲劳、全身不适、关节疼痛、头痛、易激动、呕吐、腹泻及皮肤瘙痒、干燥和脱屑	① 成人一次量超过 100 万单位、小儿一次量超过 30 万单位，可引起急性中毒。每日服用 10 万单位以上，连服 6 个月可引起慢性中毒，尤以 6 个月至 3 岁的婴幼儿发生率高，孕妇每日超过 6 000 单位可导致胎儿畸形、生长迟缓。② 哺乳期妇女应慎用。③ 慢性肾功能减退时慎用。④ 与抗酸药如氢氧化铝同服时可影响本品吸收
维生素 AD	用于补充营养	过量服用可慢性中毒。早期表现为骨关节疼痛、肿胀、皮肤瘙痒、口唇干裂、软弱、发热、头痛、呕吐等	① 按推荐剂量服用，不宜长期、大量使用。② 不应与含大量镁、钙的药物同用
维生素 E	用于补充营养，习惯性流产、不育症的辅助治疗	大剂量可引起恶心、呕吐、眩晕、头痛、视力模糊、皮肤皲裂、唇炎、口角炎、胃肠功能紊乱、腹泻及出血倾向，并改变内分泌，乳腺肿大，影响性功能	① 易与多种药物发生不良的药物相互作用。② 可促进维生素 A 的吸收、利用和肝脏储存。③ 缺铁性贫血补铁时，维生素 E 的需要量增加
葡萄糖酸钙	用于补钙（低钙血症、妊娠妇女及老年人的补钙）	偶见便秘	① 与雌激素合用，可增加钙的吸收。② 与苯妥英钠合用，产生不吸收的化合物，影响两者的生物利用度。③ 与四环素同时服用，可影响四环素的吸收
碳酸钙复方制剂（以碳酸钙为主，可含维生素、氨基酸、微量元素）	用于补钙及防治骨质疏松	长期服用可能引起维生素 D中毒伴高钙血症，早期症状包括便秘、腹泻、持续头痛、食欲减退、金属味觉、恶心、呕吐、乏力等	① 高钙血症、维生素 D 增多症、高磷血症伴肾性佝偻病者禁用。② 动脉硬化、心肾功能不全者慎用。③ 幼儿对维生素 D 的敏感性个体差异大，应用需慎重

续表 9-3

药品名称	适应症	不良反应	注意事项
高锰酸钾	用于皮肤黏膜消毒及坐浴	本品的结晶或高浓度溶液有腐蚀性，即使是稀溶液反复使用多次也可引起腐蚀性灼伤	① 本品在溶液中易分解，宜现用现配。② 消毒后留于容器或物品上的污垢应及时擦净
联苯苄唑	用于皮肤真菌感染、足癣、体癣、股癣	少数患者可出现一过性皮肤刺激症状，如瘙痒、灼热感、红斑等	对咪唑类药物有过敏史者禁用
硝酸咪康唑	用于皮肤真菌感染足癣、体癣、股癣	对本品过敏者可产生皮疹、发红、水疮、烧灼感和其他皮肤刺激症状，避免接触眼睛	① 对本品过敏者禁用。② 乳膏应擦均匀，以免局部浓度过高，产生刺激
特比萘芬	用于皮肤真菌感染，如手足癣、体癣、股癣、头癣	皮肤外用未见不良反应，对本品过敏者可出现皮疹、麻疹等，一旦发现应立即停药	① 对本品过敏者禁用。② 避免接触眼睛。③ 孕妇及儿童不推荐使用
苯甲酸复方制剂（以苯甲酸为主，可含水杨酸、碘）	用于手足癣、体癣、股癣、手足皲裂	对皮肤有一定刺激性，长期应用可脱皮	① 本品遇铁器可变色。② 不可应用于皮肤破损处，以免引起过度吸收。③ 对湿疹、起疱或糜烂的急性炎症禁用
富马酸酮替芬	滴鼻剂用于过敏性鼻炎；口服片用于过敏性支气管哮喘	口服时初期有困倦感和乏力感。偶见口干、恶心、胃肠不适及药物过敏反应	① 起效慢，对于哮喘等用药2～4周后方见效。② 勿与苯二氮卓类及酒精制剂合用。③ 口服降糖药时勿用本品。④ 高空作业驾驶员、机械操作者、高度集中思维工作者、运动员参赛时禁用。⑤ 对本药过敏者禁用。⑥ 孕妇慎用。⑦ 滴鼻剂连续使用不应超过3天，不应几个人共同使用一支滴鼻剂
四环素醋酸可的松眼膏（含四环素、醋酸可的松）	用于结膜炎、沙眼、过敏性眼炎	偶见有局部过敏反应	角膜溃疡者禁用
壬苯醇醚	避孕（塞阴道中）	轻度刺激症状如阴道分泌物增多。个别人用后有过敏反应	① 待药物溶解后方可性交。② 阴道炎、子宫脱垂、阴道松弛等禁用
复方炔诺酮	口服短效避孕药	有类早孕反应，不规则出血、面颊褐斑、皮疹等	急慢性肝炎、肾炎、高血压、乳房肿块、子宫肌瘤、哺乳期妇女不宜使用

续表 9 - 3

药品名称	适应症	不良反应	注意事项
复方醋酸甲地孕酮	口服短效避孕药	偶有恶心、呕吐、头晕等反应及不规则出血	① 必须按规定剂量与时间服药，不可间断，以免避孕失败。② 肝病、肾病、乳房肿块患者禁用
复方左炔诺孕酮	口服短效避孕药	有类早孕反应，如恶心、呕吐、困倦、头晕、食欲减退、不规则出血、闭经等症状	① 严格按规定方法服药，漏服药不但可发生不规则出血，还可导致避孕失败。② 肝病、肾病、乳房肿块患者禁用

第五节　购买使用非处方药的注意事项

随着全民医疗保健意识的增强，国家对非处方药宣传力度加大，医药科学知识的广泛普及，使得自我医疗和自我药疗已经成为我国全民保健的重要组成部分。消费者在购买和使用非处方药时，应与销售非处方药的调剂室（医院）或零售药店的执业医师或药师紧密配合，已达到用药安全、合理、有效、经济的目的。

一、在合法零售药店购买

国家药品监督管理局规定，医疗机构（医院）根据医疗需要可以决定或推荐使用非处方药。销售非处方药（甲、乙两类）的零售药店必须具有《药品经营管理许可证》和《营业执照》。经批准可销售乙类非处方药物的普通商业企业和普通的商业连锁超市，必须有乙类非处方药的准销标志。不得采用有奖销售、附赠药品或礼品销售等销售方式销售乙类非处方药，暂不允许采用网上销售方式销售乙类非处方药。关于网上销售，根据美国 Insight Wxperss 公司最近所做的一份调查表明：有 97％美国消费者从来不在网上药房购买药品；另有 76％的人从未访问过网上药房的网址。该机构总裁指出，网上药房商业模式在理论上可行，但在实践中却存在问题。网上药房在主要市场上没有提供主要消费者与当地的药师进行直接接触的措施。而消费者们需要与医师和药师讨论有关药品的副作用和剂量是否合适的问题。

二、重视药品的安全性

药品作为特殊商品的特点之一是药品的安全性。药品既有防病治病的一面，也有不良反应的一面。用之得当，可治病救人，造福人类；使用不当，则可致病，危及人类健康，甚至危及生命。处方药与非处方药是两类不同的药品，各有其适应症、用量、毒性、不良反应等，那种认为“非处方药是安全的药品，可以随意买、随便吃、无毒性等”“非处方药治不了大病，也要不了命”的想法是错误的。

三、了解非处方药的潜在危害

非处方药具有安全、有效，使用剂量、剂型受到严格控制的特点，但并不能说明这类药品的使用就不发生不良的反应。随着自我医疗选择范围的增加，发生药品不良反应或药物相互作用的机会也会增加。由于消费者自我诊断错误，选用非处方药不当，误用或滥用非处方药能掩盖其他疾病或加重病情。如了解镇痛药的使用，为药品消费者自我药疗提供了极大的方便，但是，使用不当会掩盖潜在的感染性及其疾病，延误或加重病情。少数非处方药的复方制剂中由于治疗或处方组成的需要，含有特殊管理药品（第一批非处方药中含有精神药品咖啡因、苯巴比妥），虽然单位剂量中含有极少，但若大剂量长期服用或滥用，则有可能引起药物的依赖性。长期以来，人们认为能引起过敏的药品只来自于注射用药，如青霉素、链霉素等抗生素类药品，随着科发展和大量临床实践证实，阿司匹林、吲哚美辛、对乙酰氨基等口服外用，喷雾类药品，同样可以引起过敏反应。此外，非处方药用于老年人、妊娠妇女、哺乳期妇女、儿童及肝肾功能不良的病人，应注意调整剂量和用法，保证用药安全。

四、要注意合理用药

1. 处方药与非处方药的适应症

如非甾体类抗炎药布洛芬，在治疗类风湿性关节炎、滑膜炎、强直性脊柱炎、痛风等疾病时，属于处方药的适应症；而用于控制头痛、牙痛、发热、痛经等症状时，则是非处方药的适应症。H_2 受体拮抗剂西咪替丁作为处方药可治疗胃十二指肠溃疡、反流性食管炎和卓一艾综合征；但作为非处方药仅限于胃灼热（烧心）和消化不良，用药的剂量、用药持续时间也不尽相同。氢化可的松的非处方药只限于乳膏剂、软膏剂；而片剂和注射剂必须凭医师处方才能销售和使用，而且在使用过程中需要医药专业人员的监护。

2. 在使用非处方药时，切忌“无病用药”

据报道，一对恩爱夫妻婚后生下一个小头颅、塌鼻梁、一侧耳朵残缺不全的畸形儿，其原因是妻子怀孕后，每天吃鱼肝油丸，1 天 3 次，每次 2 丸，一直到分娩。依据波士顿大学医学院的一研究成果显示：妊娠早期服用维生素 A 的妇女可引起严重的胎儿先天性畸形。研究人员发现，每天摄取维生素 A_1 万国际单位（几乎是推荐剂量的 4 倍）的妇女，她所分娩的婴儿即可出生时就有头、面、心和脑的畸形。该孕妇服用的鱼肝油丸标签标明：每丸含维生素 A_1，而她每天就服用 6 万单位（6 丸），超过正常剂量的 20 倍，难怪产出畸形儿！所以，药品绝不能滥用，更不能无病用药，要牢记“无病用药，有害无益”！这是非处方药合理应用的一个原则。

3. 病愈为止，防止滥用

小伤小病一要靠机体的抗病能力，二可适当地用药物治疗。病已痊愈，仍要多服几天，甚至几个疗程，以“预防”所谓的“复发”的行为是不可取的，这样会产生药物毒副作用，影响用药安全。有的消费者治病心切，误认为“药量越大，品种越多，病好得越快”，这样的行为也是很危险的。

4. 按说明书用药，区分“慎用”与“禁用”

严格遵照药品说明书的要求，并结合病人的性别、年龄、病理状态等因素，掌握用法、用量和疗程。其中要特别注意药品用量，用量过小达不到疗效，用量过大会增加药品的不良反应；同时牢记禁忌症，若说明书列有禁忌症或有类似“慎用”“忌用”“禁用”的情况，决不可贸然用药。说明书中所指的“慎用”，是指用药时要小心谨慎，即指在使用该药时要注意观察，如出现不良反应应当立即停药。通常需要“慎用”的人群指小儿、老年人、孕妇及心、肝、肾功能不全的患者。“慎用”并不等于不能使用，一般来说，家庭遇到慎用药品，应向执业医师或执业药师咨询后使用。“忌用”有避免使用的意思，即最好不用。如果使用可能会带来明显的不良反应，如异丙嗪对于妊娠前 3 个月的孕妇属于“忌用”，一旦服用有引起胎儿畸形的可能；异烟肼对肝细胞有损害作用，肝功能不全的患者应忌用。“禁用”就是没有任何选择的余地，属于绝对禁止使用的药品。此类药品一旦误服就会出现严重不良反应或中毒。如阿司匹林对胃溃疡病人禁用，否则就有造成胃出血的可能；对特异体质有过敏史或哮喘病的患者禁用，否则有可造成过敏反应；对孕妇临产前 3 个月禁用，对血友病或血小板减少症患者禁用，否则有可能导致严重出血等不良反应。

总之，购买非处方药时，一看“二号一标”（批准文号、生产批号、注册商标），二看“有效期”，三看“药品使用说明书”。仔细阅读说明书，遇到不清楚的地方及时向执业药师咨询。

5. 按疗程购药

病症和体征不同，用药的品种和用药疗程也不一样，应当按疗程购药，既能达到治疗的目的，又可避免浪费。非处方药限定疗程为胃肠解痉药服用 1 日；解热镇痛药用于解热服用 3 日，止痛服用 5 日；感冒用药、镇咳药、抗酸与胃黏膜保护药服用 1 周；症状未缓解或未消失应向医师咨询，平喘药不推荐儿童使用，成人服用 3 日，无效须向医师咨询。

五、小儿用药宜慎用

非处方药虽然安全性较高，但小儿因身体各器官功能还处于不断发育阶段，所以在用药上需更加小心。在使用非处方药时一定要读懂说明书，注意所购药品的功能、主治（适应证）和含量，避免使用不当引起过量，如解热药、抗感冒药的非处方药往往都含对乙酰氨基酚，重复给药会造成服用剂量过大而损害肝脏，严重者可导致肝昏迷死亡，特别是 3 岁以下小儿及新生儿，因肝肾功能发育不全，过量使用含对乙酰氨基酚的非处方药后果十分严重。新生儿体表面积相对较成人大，皮肤角化层薄，局部用药吸收较多是其特点。因此，慎用非处方药（如糖皮质激素类药品氢化可的松、醋酸曲安奈德）的软膏剂和乳膏剂，以免吸收后发挥全身作用。其他含水杨酸、升华硫、硼酸等的外用制剂也应谨慎使用，防止对皮肤的刺激和皮肤吸收中毒。

六、向执业药师咨询

非处方药药品使用说明书上有忠告语：“甲类非处方药、乙类非处方药，请仔细阅读药品使用说明书并按说明书使用或在药师指导下购买和使用！”由于甲乙类非处方药可不凭医师处方销售、购买和使用，但患者可以要求执业药师或药师指导进行购买和使用；执业药师或药师应对病患者选购非处方药提供用药指导或提出寻求医师治疗的建议。

所以,执业药师应做到:

1. 以诚信为本,具有良好的职业道德

应坚持一切以消费者为中心,体现对他人健康的关心,对药品销售和宣传要实事求是,不作任何夸大宣传和误导,不被任何利益所驱动。

2. 勤学苦练,掌握足够的医学和药学基础知识

面对自我药疗的消费者提供咨询,执业药师责无旁贷。不仅就药品的适应症、注意事项(尤其是各类忠告或提示)介绍给消费者,还应了解所售药品的名称(尤其是商品名),复方制剂的成分和含量。如非处方药中含有对乙酰氨基酚的剂型有片剂、胶囊剂、溶液剂、糖浆剂、栓剂等,其商品名称、含量各异,应正确指导并合理地推荐给消费者,避免重复用药(见表 9-4);同时,要根据特殊消费者(老年人、文化程度偏低者)的主诉症状,帮助其选择合适的药品;对必须就医的病症应推荐消费者尽快找医师检查、诊断,然后再来购买药品。对那些已经用药,但疗效不佳的消费者,应查找原因,并提醒其防止多种药品联合应用后的相互作用及对机体产生的不良反应。

表 9-4 含对乙酰氨基酚的非处方药

品名	规格(组成)
1. 双扑口服液	每 1 ml 含对乙酰氨基酚 125 mg、咖啡因 7.5 mg、马来酸氯苯那敏 1.5 mg、人工牛黄 5 mg、维生素 C 20 mg
2. 美扑伪麻口服液	每 1 ml 含对乙酰氨基酚 32 mg、盐酸伪麻黄碱 3 mg、氢溴酸右美沙芬 1 mg、马来酸氯苯那敏 0.2 mg
3. 氨酚伪麻片	每片含对乙酰氨基酚 325 mg、盐酸伪麻黄碱 30 mg
4. 氨酚伪麻胶囊	每粒含对乙酰氨基酚 250 mg、盐酸伪麻黄碱 15 mg
5. 氨酚伪麻那敏片	每片含对乙酰氨基酚 500 mg、盐酸伪麻黄碱 30 mg、马来酸氯苯那敏 2 mg
6. 氨酚伪麻那敏溶液	每 1 ml 含对乙酰氨基酚 32.5 mg、盐酸伪麻黄碱 3 mg、马来酸氯苯那敏 0.2 mg
7. 氨酚美伪滴剂	每 0.8 ml 含对乙酰氨基酚 80 mg、盐酸伪麻黄碱 7.5 mg
8. 氨酚美伪麻片	每片含对乙酰氨基酚 325 mg、盐酸伪麻黄碱 30 mg、氢溴酸右美沙芬 15 mg
9. 双分伪麻胶囊	每粒含对乙酰氨基酚 325 mg、盐酸伪麻黄碱 30 mg、氢溴酸右美沙芬 15 mg
10. 双分伪麻片	每片含对乙酰氨基酚 325 mg、盐酸伪麻黄碱 30 mg、马来酸氯苯那敏 2 mg
11. 美息伪麻片	日用片:每片含对乙酰氨基酚 325 mg、盐酸伪麻黄碱 30 mg、氢溴酸右美沙芬 15 mg 夜用片:每片含对乙酰氨基酚 325 mg、盐酸伪麻黄碱 30 mg、氢溴酸右美沙芬 15 mg、盐酸苯海拉明 25 mg
12. 美扑伪麻片	每片含对乙酰氨基酚 500 mg、盐酸伪麻黄碱 30 mg、氢溴酸右美沙芬 15 mg、马来酸氯苯那敏 2 mg

续表 9-4

品名	规格(组成)
13. 酚明伪麻片	日用片：每片含对乙酰氨基酚 500 mg、盐酸伪麻黄碱 30 mg 夜用片：每片含对乙酰氨基酚 500 mg、盐酸伪麻黄碱 30 mg、盐酸苯海拉明 25 mg
14. 酚咖片	每片含对乙酰氨基酚 250 mg、咖啡因 32.5 mg
15. 氨咖愈敏溶液	每 10 ml 含对乙酰氨基酚 120 mg、马来酸氯苯那敏 1.125 mg、无水咖啡因 18.75 mg、愈创木酚甘油醚 37.5 mg
16. 复方氨酚烷胺胶囊	每粒含对乙酰氨基酚 250 mg、盐酸金刚烷胺 100 mg、马来酸氯苯那敏 2 mg、人工牛黄 10 mg、咖啡因 15 mg
17. 复方氨酚葡锌片	每片含对乙酰氨基酚 50 mg、葡萄糖酸锌 35 mg、盐酸二氧丙嗪 0.5 mg、板蓝根粉 125 mg

3. 节约开支,帮助消费者合理使用医药经费

在非处方药消费中,要把用药的经济性与安全性、有效性置于同等位置。根据药物学的原则,对同类药物的评价要做到心中有数。帮助消费者归纳、比较,使其获得最佳药物治疗的同时,支付最少的费用。

4. 做好用药指导,提高消费者的依从性

执业药师用自己掌握的药学理论及相关技能,积极向消费者提供用药知识和进行用药指导(见表 9-5),以提高其依从性。如消费者因贫血买含铁的非处方药时,或因胃部不适购买含碳酸铋、枸橼酸铋钾等含铋的复方制剂时,应提示消费者服用此产品时,大便为灰黑色属正常现象;而服用维生素 B_2、复合维生素等药品时,小便会呈深黄色尿样,使消费者出现以上情况时不致惊慌而停药,从而保证病人的依从性。

表 9-5 药品服用时间参考表

服药时间	药物举例	说明
空腹(清晨)	1. 驱虫药,如甲硝唑(灭滴灵)、槟榔、南瓜子 2. 盐类泻药,如硫酸钠、硫酸镁等(服用后应多饮水) 3. 青霉素	1. 使药物迅速入肠,并保持较高浓度 2. 使药物迅速入肠发挥作用,服用后 4～5 小时致泻 3. 食物可减少其吸收
睡前(一般指睡前 15～30 分钟)	1. 泻药,如大黄、酚酞等 2. 催眠药(入睡快的,如水合氯醛,在临睡时服;入睡慢的,如苯巴比妥,服用后半小时至 1 小时起作用,应提早服用) 3. 肛门或阴道用药	1. 服后 8～12 小时见效,故可在睡前服下,第二日上午排便 2. 使适时入睡 3. 便于药物发挥作用

续表 9-5

服药时间	药物举例	说明
饭前（一般指餐前30～60分钟）	1. 苦味药，如龙胆、大黄等的制剂（宜于餐前10分钟左右服用） 2. 收敛药，如鞣酸蛋白 3. 胃壁保护药，如氢氧化铝、三硅酸镁、次碳（硝）酸铋等 4. 吸附药，如药用炭 5. 抗酸药，如碳酸氢钠、碳酸镁、碳酸钙等 6. 胃肠痉挛药，如阿托品及其合成代用品；止吐药，如胃复安、内服局麻药苯佐卡因等 7. 利胆药，如硫酸镁（小剂量）、胆盐等 8. 肠用丸药 9. 人参配鹿茸精等，以及其他一些对胃无刺激的药物	1. 可增加食欲和胃液分泌 2. 使药较快通过胃入小肠，遇碱性肠液分解，起止泻作用 3. 使药充分作用于胃壁 4. 胃内食物少，便于发挥吸附胃肠道有害物质及气体的作用 5. 饭前胃空，易于生效 6. 使药物保持有效浓度，发挥作用快 7. 使药物通过胃时不致过分稀释 8. 使药物较快通过胃小肠，不为食物所阻 9. 使药物吸收更快
饭时	消化药，盐酸、胃蛋白酶、淀粉酶（饭前片刻服用亦可）	使及时发挥药效
饭后（一般指餐后15～30分钟），大部分药物可在餐后服用	1. 刺激性药物，如阿司匹林、水杨酸钠、保泰松、吲哚美辛、硫酸亚铁、金属卤化物（如碘化钾、氯化铵、溴化钠等）亚砷酸钾溶液、醋酸钾、黄连素等 2. 驱虫药，左旋咪唑（可在饭后2～3.5个小时空腹时服用）	1. 避免对胃产生刺激 2. 减少副作用，且通过胃较快
不限时使用	双氯芬酸二乙胺乳胶剂（扶他林）	每日总量不超过15 g

七、注意药物间的相互作用

越来越多的事例证明，非处方药和许多处方药发生药物相互作用。一般来说，多数相互作用并不会导致严重后果，但确实有少数是可致命的，特别是与那些治疗范围狭窄的处方药合用。华法令是其中最值得注意的一个药物，其他还包括移植术后使用的抗排异反应治疗药物，抗惊厥药、锉制剂、茶碱或氨茶碱等。非处方药与处方药的相互作用见表9-6。

表9-6　非处方药与处方药的相互作用表

非处方药	处方药	相互作用结果
抗酸药	环丙沙星、四环素	吸收减少，可能导致治疗失败
抗组胺药、镇静药	中枢神经系统抑制剂，如地西泮	加强镇静效果
阿司匹林	酒精 甲氨蝶呤呤 非甾体抗炎药 华法令	增加胃炎的危险 增加肾毒性的危险 增加胃肠道出血的危险 增加出血的危险

续表 9-6

非处方药	处方药	相互作用结果
氯喹	环孢菌素 甲氨蝶呤 华法令	增加中毒的危险 增加肾毒性的危险 增加出血的危险
西咪替丁	胺碘酮、氟卡尼 苯妥英钠 普鲁卡因胺、奎尼丁 华法令	血药浓度升高,增加引起不良反应 抗惊厥药中毒 血药浓度升高,增加引起不良反应 增加出血的危险
多潘立酮	溴隐亭、卡麦角林	降低治疗高催乳素血症的疗效
氟康唑	阿司咪唑、西沙必利、特非那定、低剂量口服避孕药	增加中毒的危险 可能导致避孕失败
布洛芬	环孢菌素、他克莫司、锂制剂 甲氨蝶呤	可能增加肾毒性 增加血清中锂浓度 可能增加毒性
咪康唑	阿司咪唑、西沙必利、特非那定	可能增加心脏毒性的危险
对乙酰氨基酚	含对乙酰氨基酚的复方制剂 华法令	药物过量可能增加出血的危险
枸橼酸钾	血管紧张素转换酶抑制剂 环孢菌素、保钾利尿药	增加高钾血症的危险
拟交感神经药(麻黄素、苯肾上腺素、伪麻黄碱)	溴隐亭 肾上腺素受体阻断药 单胺氧化酶抑制剂	降低降压效果 增加中毒危险 高血压危象
茶碱	钙通道阻滞剂 喹诺酮类抗菌药	增加茶碱中毒的危险

在购买和使用非处方药时,消费者要与执业药师紧密配合,主动介绍自己的疾病及治疗用药,以避免药物相互作用给消费者带来的危害。

八、注意非处方药的不良反应

非处方药虽经遴选,但在我国如此大范围用于群众的自我药疗还是首次。广大消费者受文化素质的局限、医药学知识普及不够等因素影响,自我控制药疗差错、合理用药的能力还较弱,为保证非处方药安全有效使用,对非处方药上市后应进行安全性再评价,必须加强不良反应监察报告制度。开展此项工作首先有利于提高消费者药疗水平,提高执业药师和消费者对反应的警惕性和识别能力,提高合理用药、安全用药的意识,避免和减少不良反应重复发生,从而使非处方药更好地用于患者。其次,还有利于解决所谓“药疗纠纷”。应该认识到随着药品分类管理制度的实行,必然会有这样那样的由于使用药品而产生的“药疗纠纷”,在解决纠纷的有关法律还不健全的现实情况下,加强药品不良反应监察报告制度,可及时传递药品不良反应的信息，使执业药师掌握并忠告消费者，做到主动交代清楚，尽量减少纠纷。不良反应监察报告制度可以把非处方药的不良反应反馈给生产企业，促使其研究产生的原因，提高药品质量，还可以当药品再生产时在药品说明书上补充已出现的不良反应，告知消费者，以最大限度地保证患者用药安全。

处方药与非处方药分类是人为管理上的需要，其转化应是互动的。上市的非处方药经过长时间、细致、全面的不良反应监测后，它的活性成分和由这些活性成分组方的复方制剂如果出现新的不良反应，则通过专家评审，国家药品监督管理局也可将非处方药重新作为处方药，甚至淘汰处理。如第一批非处方药感冒用药苯丙醇胺(PPA)，因美国耶鲁大学医学院的一篇不良反应监测报告，国家药品监督管理局已经停用，同时撤销含 PPA 的 14 个药品制剂的生产批准文号(见本章第四节)。

九、非处方药的储存与保管

家庭中储存一些常用的非处方药是必要的(如患有冠心病的患者，可备些硝酸甘油片、硝酸甘油气雾剂等处方药，预防心绞痛发作时使用也是必要的)。储存应按说明书要求，以免保存不当影响疗效或变质失效造成浪费。在储存中，应注意温度、湿度、光线对药品的影响；注意经常检查药品的有效期；保留非处方药的说明书。保存的药品标签应清楚完整。保存药品的地方要考虑到安全，不能让小儿接触到，以免发生危险。如某 5 岁女童多次将其母口服避孕药当糖丸吃，造成性早熟，出现乳房增大、阴道出血等症状，经医生诊断为月经来潮，且体内雌激素水平很高，卵巢中有成熟的卵泡，已具备了生育能力，身高 1.1 米的她，骨龄已相当于 18 岁的孩子。可见，家庭储存和保管药品一定牢记要将药品放置于儿童不易接触的地方。

第十章　常见病种用药

一、感冒

[疾病名称] 感冒

[病因] 感冒可分为病毒性感冒和细菌性感冒，感冒主要是由病毒感染引起，少部分为细菌感染，遇受凉、劳累、淋雨等情况，抵抗能力下降也会引起发病。

[临床表现]

西医：打喷嚏、流鼻涕、鼻塞、咽喉肿痛、咳嗽、发烧、头痛、关节及全身肌肉酸痛等症状。

中医：1. 风寒感冒：怕冷，头痛无汗，四肢酸痛，喷嚏鼻塞，流清涕，咳嗽痰白。

2. 风热感冒：发热重，头胀痛有汗，鼻流浊涕或黄涕，咽痛，咳嗽痰黄黏稠，口渴。

3. 暑湿感冒：头痛身重，胸闷体倦，恶心呕吐，腹胀腹泻。

4. 表里双感：忽冷忽热，口苦咽干，心烦喜呕，不思饮食。

5. 体虚感冒：感冒反复发作，病程长，出虚汗，气短无力。

[并发症]

咽炎、鼻炎、中耳炎、肺炎、病毒性心肌炎、肾炎、风湿性关节炎等多种严重疾病。

[常用药物分类及其代表药物]

西药：酚氨咖敏片、复方盐酸伪麻黄碱缓释胶囊、复方氨酚烷胺胶囊、双扑伪麻片。

中药：1. 风寒感冒药物：感冒清热颗粒、感冒软胶囊、九味羌活丸、桑姜感冒胶囊。

2. 风热感冒药物：双黄连口服液、维C银翘片、银翘解毒丸、抗病毒口服液、苦甘颗粒(桑菊感冒片/颗粒/丸、精制银翘解毒片、银翘合剂)。

3. 暑湿感冒药物：藿香正气液(胶囊)、人丹、十滴水。

4. 表里双解的药物：小柴胡颗粒。

5. 体虚感冒药物：玉屏风颗粒(口服液)、参苏感冒片。

[联合用药方案(强效品种)]

治疗方案：

1. 流行性感冒：莲花清瘟胶囊＋天然维C＋对症治疗。

2. 风寒感冒：复方氨酚烷胺胶囊＋桑姜感冒胶囊/感冒清热颗粒＋天然维C＋通气鼻贴。

3. 风热感冒：复方氨酚烷胺胶囊＋桑菊感冒片/双黄连口服液/银翘解毒丸＋天然维C。

4. 体虚感冒：复方氨酚烷胺胶囊＋参苏感冒片＋玉屏风颗粒(口服液)＋牛初乳/蛋白质粉。

5. 伴咳嗽：无痰＋氯化铵(咳舒糖浆)，有痰＋氨溴索(沐舒坦)。

6. 伴头痛：川芎茶调片。

7. 伴咽痛：抗生素(阿莫西林、头孢菌素、阿奇霉素)。

[常用强效品种卖点]

复方氨酚烷胺胶囊：抗病毒，起效快，效果好，服用方便。

感冒清热颗粒、桑菊感冒片：纯中药制剂，副作用小，不打瞌睡。

参苏感冒片：纯中药制剂，安全有效，还可增加抵抗力，无不良反应及禁忌。

[常用药物的不良反应]

1. 西药感冒药多为复方制剂，其中主要成分的不良反应如马来酸氯苯那敏会引起嗜睡，驾驶员和高空作业人员慎用。

2. 布洛芬及对乙酰氨基酚：有胃肠道反应，不易空腹食用。

3. 金刚烷胺：可导致畸形，孕妇及哺乳期不宜服用。

4. 伪麻黄碱：收缩血管，使高压升高，高血压患者禁用。

5. 咖啡因：有成瘾性，不宜常用。

6. 部分中成药是中西医结合用药，与西药感冒药联合用药时，注意调整剂量，减少不良反应。

[温馨提示](注意事项，配伍禁忌，药物最佳服用时间)

1. 多喝水，饮食清淡，少吃辛辣、生冷的食物。

2. 感冒发热患者需卧床休息，注意保暖，减少活动。住所要经常通风，保持一定温度和湿度。

[营养保健]

维生素 C(促进感冒痊愈)，蛋白质粉、牛初乳、氨基酸、蜂胶(提高免疫力)。

二、支气管炎

[疾病名称] 支气管炎(急性和慢性)

[病因]

1. 急性气管支气管炎(简称“急支”)是由感染、物理、化学刺激或过敏引起的气管支气管黏膜的急性炎症。

2. 慢性支气管炎(简称“慢支”)是由感染或非感染因素引起的气管支气管黏膜及周围组织的慢性非特性炎症。

[临床表现]

西医：1. 急支起病急，全身症状轻，以呼吸道症状为主。初期，刺激性干咳，2～3 天后咳少量痰，病情加剧，痰多，浓痰，伴有支气管痉挛，可有胸闷、气促、喘息，病程可延续 2～3 周，是自限性疾病。

2. 慢支临床表现为慢性反复发作咳嗽，咳痰或伴喘息，每年发病至少持续 3 个月，病(程)连续 2 年以上。

中医：1. 热症：咳浓痰，黏痰，常不宜咳出，发热，咽痛，口渴，苔黄，尿黄。

2. 寒症：咳白痰，痰清，常易咳出，畏寒发热，流清涕，苔薄白，尿清长。

[并发症]

肺气肿(慢性阻塞性肺疾病)、肺心病、支气管肺炎。

[常用药物分类及其代表药物]

1. 抗感染药：头孢克肟、阿奇霉素分散片。

2. 祛痰镇咳药：沐舒坦、盐酸氨溴索片、甘草口服液、舒肺糖浆。

3. 稀释痰液药：愈创木酚(惠菲宁)。

4. 干咳无痰：中枢性镇咳药氢溴酸右美莎酚芬(愈美片)。

5. 哮喘：口服氨茶碱缓释片或口喷沙丁胺醇(抗过敏)。

[联合用药方案(强效品种)]

治疗方案：

急支：阿奇霉素＋愈美片＋氨茶碱缓释片＋急支颗粒＋VC。

慢支：阿奇霉素＋沐舒坦＋氨茶碱缓释片＋补肾防喘片(推荐缓解期如夏季，按疗程使用)＋蛋白质粉。

[温馨提示](药品最佳服用方法、最佳服用时间等)

1. 适当休息，多饮水，防止吸入冷空气及刺激性气体。

2. 慢支缓解期，应以增强体质、提高抗病能力和预防复发为主。

[营养保健]

虫草、维生素 C、蛋白质粉、牛初乳、氨基酸、螺旋藻、多种维生素。

中药保健辅助药方：蛤蚧粉 60 g，西洋参粉 60 g(或红参粉 60 g，或生晒参粉 60 g)，紫河车粉 60 g，黑芝麻 250 g(炒熟研粉)，核桃仁 250 g(炒熟研粉)，白糖 250 g(研细粉)，猪脚油 250 g(炼去渣)。以上各药粉加入炼猪油共同拌匀，分为 30 份。每日早晨空腹时用沸水冲服 1 份，连服 30 日。

三、咽炎

[疾病名称] 咽炎

[病因]

1. 急性咽炎的反复发作，这是导致慢性咽炎的主要原因。

2. 咽部邻近的上呼吸道病变。

3. 气候及地域环境变化。

4. 职业因素。

5. 全身因素。

6. 过敏因素。

[临床表现]

急性咽炎：成人以咽部有干痒、灼热渐有疼痛、唾液增多为主；儿童发病时，多伴有发烧、怕冷。

慢性咽炎：咽部经常有异物感，咳之不出，咽之不下，咽部分泌物不易咳出，咽部痒感、烧灼感、干燥感或刺激感，但不发热还可有微痛感。晨起时出现刺激性咳嗽及恶心。分泌物少且不易咳出者常表现为习惯性的干咳及清嗓子咳痰动作，若用力咳嗽或清嗓子可引起咽部黏膜出血，造成分泌物中带血。

［并发症］

1. 急性鼻炎、鼻窦炎、急性中耳炎。

2. 急性喉炎、气管炎、支气管炎及肺炎。

［常用药物分类及其代表药物］

1. 抗菌消炎药：头孢菌素类、大环内酯类。

2. 清咽类中成药：清喉炎颗粒、咽炎片。

3. 含片：铁笛片、华素片、复方熊胆薄荷含片。

［联合用药方案(强效品种)］

治疗原则：西药抗菌消炎＋中药对症治疗。

治疗方案：

1. 阿奇霉素＋清喉炎颗粒/复方鱼腥草片/银黄颗粒＋铁笛片/华素片/复方熊胆薄荷含片。

2. 头孢克肟胶囊＋急支颗粒＋清喉炎颗粒＋铁笛片/华素片/复方熊胆薄荷含片。

［常用强效品种卖点］

急支颗粒：清热化痰，宣肺止咳，起效快。

复方鱼腥草片：中药消炎药，无耐药性，副作用小。

阿奇霉素：一天一片，服用方便。

复方熊胆薄荷含片：进口熊胆粉，消炎止痒的润喉片。

［常用药物的不良反应］

阿奇霉素、头孢克肟胶囊(见抗生素作用及不良反应说明书)

［温馨提示(药品最佳服用方法、最佳服用时间等)］

1. 含片：含化效果较好，不能嚼碎服用。

2. 慢性咽炎注意保持良好的口腔卫生，坚持早晚及饭后刷牙。保持室内合适的温度和湿度，空气新鲜。

3. 应注意防止受凉，饮食宜清淡。宜吃清淡，具有酸、甘滋阴的一些食物，如水果、新鲜蔬菜、青果等。

4. 减少烟酒和粉尘刺激，还需纠正张口呼吸的不良习惯。应加强身体锻炼，增强体质，预防呼吸道感染，远离烟酒，积极治疗咽部周围器官的疾病。

5. 合理安排生活，保持心情舒畅，避免烦恼郁闷的饮食起居。

6. 忌烟酒、辛辣、鱼腥食物。

7. 孕妇慎用。儿童应在医师指导下服用。

8. 糖尿病患者应在医师指导下服用。

［营养保健］

蜂胶有抗炎效果，维生素C可加强新陈代谢，提高机体免疫力。

四、口腔溃疡

［疾病名称］口腔溃疡

［病因］微量元素缺乏、饮食原因、免疫力下降等。

[临床表现]

局部黏膜充血水肿反复发作、溃疡、局部灼痛难忍。

[并发症]

可并发口臭、牙龈红肿、嘴唇干裂、慢性咽炎、便秘、头痛、头晕、恶心、乏力、烦躁、发热、淋巴结肿大等全身症状。

[常用药物分类及其代表药物]

1. 消炎药：阿莫西林分散片、阿奇霉素片。

2. 清热药：栀子金花丸、玄麦柑桔颗粒、口炎清颗粒。

3. 含片：华素片、意可贴、复方苯佐卡因凝胶(立蒂诺)。

4. 维生素类：多种维生素片、B族维生素＋葡萄糖酸锌颗粒，对口腔溃疡的反复发作有较好的疗效，维生素C咀嚼片。

[联合用药方案(强效品种)]

治疗方案：

1. 阿莫西林分散片＋蜂胶口腔膜＋玄麦柑桔颗粒。

2. 阿奇霉素片＋口炎清颗粒＋西瓜霜喷雾剂＋维生素C咀嚼片＋葡萄糖酸锌颗粒＋B族维生素。

[常用强效品种卖点]

1. 蜂胶口腔膜或复方苯佐卡因凝胶(立蒂诺)：消炎止痛，见效快。

2. 口炎清颗粒：清热解毒，消肿止痛。

3. 多种维生素片：增强抵抗力，促进口腔溃疡面愈合，防止反复发作。

[常用药物的不良反应]

抗生素询问过敏史。

[温馨提示](药品最佳服用方法、最佳服用时间等)

1. 体质较虚者不宜过多服用清热类药物。

2. 注意口腔卫生，避免损伤口腔黏膜，忌烟、酒及辛辣、油腻食物。

[营养保健]

维生素C、B族维生素、多种维生素(天然维生素C、维生素B_2、锌可以更好促进溃疡面的愈合)。

五、牙龈炎

[疾病名称] 牙龈炎

[病因] 牙龈炎是指牙龈组织在致病因素作用下发生的急慢性炎症。

[临床表现]

牙龈红肿、胀痛、遇冷热刺激痛、面颊部肿胀等，继续发展侵犯硬组织，产生牙周炎症。

[并发症]

并发症早期，牙龈发痒、不适、口臭，继之牙龈红肿松软，容易出血疼痛，反复发作。若不及时治疗，易引起牙周脓肿，牙坏死、变色、脱落。

[常用药物分类及其代表药物]

1. 抗厌氧菌类药物：人工牛黄甲硝唑、甲硝唑、奥硝唑、替硝唑。
2. 抗炎镇痛类药物：散列通片、布洛芬缓释片、双氯芬酸钠。
3. 维生素类：维生素C咀嚼片。
4. 外用药类：复方氯己定含漱液。
5. 清热解毒类：上清片、黄连上清丸、丁细牙痛胶囊。

[联合用药方案(强效品种)]

治疗方案：

1. 上清片＋人工牛黄甲硝唑＋维生素C咀嚼片＋复方氯己定含漱液。
2. 散列通片＋黄连上清丸＋维生素C咀嚼片。

[常用强效(品种)卖点]

1. 散列通片：起效快，迅速缓解疼痛。
2. 维生素C咀嚼片：口感好，服用方便，抗坏血酸，预防牙龈出血。
3. 上清片：清热疏风，用于牙龈肿痛、口舌生疮。

[常用药物的不良反应]

1. 甲硝唑、人工牛黄甲硝唑、奥硝唑、散列通片、布洛芬缓释片、双氯芬酸钠对胃肠道反应较大，宜饭后服用；有胃溃疡者不宜使用。
2. 抗厌氧菌类药物易致畸，孕妇禁用，饮酒者禁用。
3. 散列通不宜与巴比妥类(如苯比妥)或解痉药(如颠茄)、氯霉素、阿司匹林等药物合用，会增加药物毒性。

[温馨提示](药品最佳服用方法、最佳服用时间等)

1. 注意口腔卫生，养成“早晚刷牙，饭后漱口”的良好习惯。
2. 少吃辛辣、生冷的食物。
3. 宜多食用清胃火及清肝火的食物，如南瓜、西瓜、荸荠、芹菜、萝卜等。

[营养保健]

维生素C，多种维生素。

六、中耳炎

[疾病名称] 中耳炎

[病因] 中耳炎是由病毒或细菌引起中耳部位发生炎性变化的一种耳病。

[临床表现]

1. 卡他性中耳炎又称分泌性中耳炎：表现为耳闷，听力下降。常有感冒史。急性期可有轻度的耳痛。
2. 急性化脓性中耳炎：表现为发热和耳痛，耳流脓。
3. 慢性化脓性中耳炎：多为单纯性中耳炎，为急性中耳炎反复发作或者耳内进水引起。

[并发症]

1. 颅外并发症：出现各种脓肿(耳后骨膜脓肿、外耳道后壁脓肿、面瘫、迷路炎等)。
2. 颅内并发症：包括脑膜炎、脑膜外脓肿及脑脓肿。

[常用药物分类及其代表药物]

1. 大环内酯类：克拉霉素、阿奇霉素、红霉素等。

2. 外用消毒类：双氧水。

3. 抗炎类外用药物：氧氟沙星滴耳液、泰利必妥滴耳液、洛美沙星滴耳液、氯霉素滴耳液、氢化可的松新霉素滴耳液。

[联合用药方案(强效品种)]

治疗方案：

1. 急慢性化脓性中耳炎：阿奇霉素片＋双氧水清洗耳道＋洛美沙星滴耳液。

2. 卡他性中耳炎：阿奇霉素片＋洛美沙星滴耳液＋麻黄素滴鼻液＋感冒类西药。

[常用强效品种卖点]

阿奇霉素片：治疗中耳炎的首选，首次加倍；一天一次，服用方便。

洛美沙星滴耳液：用于敏感细菌所致的中耳炎、外耳道炎、骨膜炎。

[常用药物的不良反应]

阿奇霉素片：胃肠道反应最常见，会引起腹痛腹泻。

[温馨提示](注意事项、配伍禁忌、药物最佳服用时间等)

1. 有脓性分泌物先用棉签蘸双氧水将分泌物清洗干净，再用滴耳液。

2. 进食可影响阿奇霉素的吸收，需在饭前 1 小时或饭后 2 小时口服。

3. 游泳时注意避免水进入耳朵和鼻腔，保持干燥，多休息。

4. 不要经常除耳垢，感冒早治疗。

[营养保健]

维生素 C、维生素 A、维生素 E、蛋白质等。

七、耳鸣

[疾病名称] 耳鸣(聋)

[病因] 中医：风邪外袭、肝胆火盛、中气不足、阴血亏损、肝肾亏损。

[临床表现]

1. 风邪外袭：症见卒然耳鸣、嗡翁作响，听力下降，头痛恶风或有发热，骨节酸痛，或耳内作痒。

2. 肝胆火盛：症见卒然耳鸣、耳聋，头痛面赤，口苦咽干，心烦易怒，或夜寐不安，大便秘结。

3. 中气不足：症见耳鸣，或如蝉噪，或如钟鼓，或如水激，久则耳聋，面色黄白，倦怠乏力，神疲纳少，大便易溏。

4. 阴血亏损：症见耳鸣嘈嘈，甚则耳聋，面色无华，唇甲苍白。

5. 肝肾亏损：症见耳鸣、耳聋，兼有头晕目眩，腰酸遗精；或兼有肢软腰冷，阳痿早泄。

[联合用药方案(强效品种)]

1. 风邪外袭：感冒药＋消炎药，精制银翘解毒片、阿奇霉素片、炎可宁。

2. 肝胆火盛：龙胆泻肝片(丸)、通窍耳聋丸。

3. 中气不足：补中益气丸＋西洋参茶饮。

4. 阴血亏损：补肾益脑胶囊、六味地黄丸、阿胶。

5. 肝肾亏损：耳聋左慈丸、补肾益寿胶囊。

［常用强效品种卖点］

补肾益脑胶囊、六味地黄丸：养血生精，滋肾阴。

［常用药物的不良反应］尚不明确。

［温馨提示］（药品最佳服用方法、最佳服用时间等）

按说明书服用，合理饮食，加强锻炼。

［营养保健］

多种维生素。

八、鼻窦炎

［疾病名称］鼻窦炎

［病因］

1. 急性鼻窦炎：由上呼吸道感染引起，细菌与病毒感染可同时并发，真菌和过敏也可能是致病因素。

2. 慢性鼻窦炎：

（1）急性鼻窦炎治疗不当，或对其未彻底治疗以致反复发作，迁延不愈所致。

（2）阻塞性病因：鼻腔内的阻塞性疾病，如鼻息肉、鼻甲肥大等阻塞鼻腔鼻窦通气引流。

（3）致病菌：某些毒力较强的致病菌，如乙型溶血性链球菌，其所致急性鼻窦炎转为慢性。

（4）牙源性感染：因上列磨牙的牙根与上颌窦底部毗邻，若牙病未获根治，易成为牙源性慢性上颌窦炎。

（5）全身性因素：包括各种慢性疾病，营养不良、疲劳过度而导致的机体抵抗力低下，同时，还有各种变应性因素及支气管扩张所诱发的病因。

［临床表现］

1. 急性鼻窦炎

（1）全身症状：常在急性鼻炎病程中患者症状加重，继而出现畏寒发热、周身不适、精神不振、食欲减退等，以急性牙源性上颌窦炎的全身症状较剧，儿童发热较高，严重者可发生抽搐、呕吐和腹泻等全身症状。

（2）局部症状：鼻阻塞、脓涕，局部疼痛和头痛，嗅觉下降。

2. 慢性鼻窦炎

（1）全身症状：较轻微或不明显，一般可有头昏、易倦、精神抑郁、萎靡不振、纳差、失眠、记忆力减退、注意力不集中等症状。

（2）局部症状：脓涕，鼻塞，嗅觉障碍，头痛。

（3）其他症状：眼部有压迫感，头部沉重压迫感。

［并发症］

下呼吸道感染，严重者可能引起眼部、颅内并发症。

［常用药物分类及其代表药物］

1. 抗生素：青霉素类、头孢菌素类、大环内酯类。

2. 中成药：鼻窦炎口服液、通窍鼻炎片。

[联合用药方案(强效品种)]

1. 急性鼻窦炎

治疗原则：抗生素抗感染治疗＋中成药对症治疗。

治疗方案：阿莫西林胶囊/头孢克肟分散片＋通窍鼻炎片/鼻窦炎口服液。

2. 慢性鼻窦炎

治疗原则：西药抗生素＋中成药对症治疗。

治疗方案：阿奇霉素/罗红霉素＋鼻窦炎口服液。

[常用强效品种卖点]

头孢克肟分散片：吸收好。

通窍鼻炎片、鼻窦炎口服液：中成药、无毒副作用，可长期服用。

阿奇霉素：每天一次，服用方便。

[常用药物的不良反应]

阿莫西林胶囊：(见抗生素作用及不良反应说明书)，青霉素类不宜同大环内酯类同服。

头孢克肟分散片：(见抗生素作用及不良反应说明书)。

阿奇霉素、罗红霉素：(见抗生素作用及不良反应说明书)大环内酯类不宜于青霉素类同服。

[温馨提示]

1. 加强锻炼，增强体质，预防感冒。

2. 应积极治疗急性鼻炎(感冒)和牙病。

3. 及时、彻底治疗鼻腔的急性炎症和矫正鼻部畸形。

[营养保健]

蜂胶有抗炎作用。

九、鼻炎

[疾病名称] 鼻炎

[病因]

1. 慢性鼻炎

(1) 扁桃体炎，咽炎邻近器官炎症蔓延。

(2) 机体其他部位疾病导致免疫力下降，引起鼻黏膜血液循环障碍，引起炎症。

2. 过敏性鼻炎

(1) 吸入性过敏原：如粉尘、花粉类、螨虫等异物刺激引起过敏性鼻炎。

(2) 食物性过敏原：如鱼虾、鸡蛋、牛奶等，特别是某些药物，如磺胺类药物、奎宁、抗生素等均可致鼻炎的出现，这也是较常见的引起过敏性鼻炎的原因。

(3) 接触物：如化妆品、汽油、油漆、酒精等，其他可能是某些细菌及其毒素，物理因素(如冷热变化、温度不调)、内分泌失调或体液酸碱平衡失调等均可致过敏性鼻炎的发生，也可由于多种因素同时或先后存在。

[临床表现]

1. 慢性单纯性鼻炎：鼻塞，其特点为间歇性、左右鼻腔交替性；多涕，有半透明或脓涕，可经后鼻孔流入咽喉部，引起咽喉不适、多“痰”及咳嗽等症状；由于鼻塞，可有间断嗅觉减退、头痛不适及说话时鼻音等。

2. 过敏性鼻炎：眼睛发红发痒及流泪，鼻痒、鼻涕多，多为清水涕，感染时为脓涕；鼻腔不通气，耳闷；打喷嚏(通常是突然或剧烈的)；嗅觉下降或消失，头昏、头痛。

[并发症]

咽喉炎、支气管哮喘、鼻窦炎、鼻息肉、中耳炎、鼻肿瘤。

[常用药物分类及其代表药物]

1. 抗感染药：阿奇霉素、罗红霉素。

2. 中成药：芩芷鼻炎糖浆、通窍鼻炎片、鼻炎灵片。

3. 抗过敏药：盐酸左西替利嗪片、氯雷他定胶囊。

4. 外用药：曲安奈德鼻喷雾剂、鼻炎滴剂。

[联合用药方案(强效品种)]

1. 慢性鼻炎

治疗原则：口服抗生素＋对症治疗。

治疗方案：阿奇霉素/罗红霉素＋芩芷鼻炎糖浆/通窍鼻炎片/鼻炎灵片。

2. 过敏性鼻炎

治疗原则：口服抗过敏药＋对症治疗。

治疗方案：盐酸左西替利嗪片＋通窍鼻炎片＋曲安奈德鼻喷雾剂/鼻炎滴剂。

[常用强效品种卖点]

阿奇霉素：每天一次，服用方便。

[常用药物的不良反应]

阿奇霉素：(见抗生素作用及不良反应说明书)。

盐酸左西替利嗪片：有嗜睡的不良反应；避免长期使用，该类药物有可能造成“药物性鼻炎”。

[温馨提示](药品最佳服用方法、最佳服用时间等)

1. 戒烟，注意饮食卫生和环境卫生，避免粉尘长期刺激；避免用力抠鼻，以免引起鼻腔感染。

2. 注意气候变化，及时增减衣服；应注意锻炼身体，参加适当的体育活动；出入人群密集的场所，注意戴口罩。

3. 双手搓热后对鼻翼两侧进行按摩，每次 2 分钟，可增强血液循环的速度，加快新陈代谢，可预防过敏性鼻炎。

4. 抗过敏药易嗜睡，宜晚上睡前服用。

[营养保健]

蛋白质粉、蜂胶软胶囊能提高人体免疫力，葡萄籽、维生素 C 有抗过敏作用。

十、眼疲劳

[疾病名称] 眼疲劳

[病因] 主要是由于平时全神贯注看电脑屏幕、看书或其他用眼过度，眼睛眨眼次数减

少，造成眼泪分泌相应减少，同时，闪烁荧屏强烈刺激眼睛也是引起眼疲劳的诱因之一。经常失眠、生活没有规律均容易发生眼疲劳。

［临床表现］

眼干、眼涩、眼酸胀，视物模糊，结膜充血。

［并发症］

会加重其他眼部疾病。

［常用药物分类及其代表药物］

外用药：萘敏维滴眼液、复方氯化钠滴眼液、盐酸奈甲唑林滴眼液。

口服药：β-胡萝卜素片、鱼油牛磺酸、维生素 A、维生素 B 族或杞菊地黄丸。

［联合用药方案（强效品种）］

1. 结膜充血眼痒者使用：萘敏维滴眼液＋β-胡萝卜素片或鱼油牛磺酸。

2. 眼干眼涩者使用：复方氯化钠滴眼液＋维生素 A。

3. 伴有过敏性、非感染性结膜炎者：盐酸奈甲唑林滴眼液＋维生素 B 族或杞菊地黄丸。

［常用强效品种卖点］

复方氯化钠滴眼液、盐酸奈甲唑林滴眼液：独立包装，方便，卫生。

［常用药物的不良反应］

1. 青光眼禁用盐酸萘甲唑林滴眼液，高血压和甲亢慎用盐酸萘甲唑林滴眼液；偶有眼部疼痛、流泪等轻度刺激症状，连续长期使用易引起反应性充血的不良反应。

2. 闭角型青光眼禁用萘敏维滴眼液。

3. 儿童，尤其是婴幼儿必须在医生指导下使用，因为可能会使儿童或婴幼儿发生中枢神经抑制而至昏迷和体温显著下降，偶有瞳孔散大、充血加重、刺激、眼部不适、模糊等不良反应。

［温馨提示］（药品最佳服用方法、最佳服用时间等）

1. 每日 2～6 次，每次 1～2 滴，滴眼液开封后最好在 15 日内用完，未用完的最好不要再用，因为滴眼液无菌要求较高，时间长了已被污染。如果是小支独立包装，每支开启后在一天内用完。

2. 注意眼睛的休息，常做眨眼运动，用电脑时间不要太长。

［营养保健］

补充维生素，建议多食用含有维生素 A 和维生素 B 的食物。

十一、结膜炎

［疾病名称］结膜炎

［病因］急性细菌性结膜炎俗称“红眼病”，由细菌感染引起（感染性和非感染性，感染性系微生物感染所致，非感染性系变态反应引起的过敏性炎症。外界的理化因素也可引起）。

［临床表现］

急性细菌性结膜炎：感觉刺痒及异物感；分泌物为黏液或黏液脓性，可粘着睑缘及睫毛，晨起时最明显；睑球结膜充血（结膜充血和分泌物增多。患眼异物感、烧灼感、眼睑沉重，当病变累及角膜时，可出现畏光、流泪及不同程度的视力下降）。

[并发症]

可并发边缘性角膜浸润或溃疡(和视力下降)。

[常用药物分类及其代表药物]

1. 外用药：氧氟沙星滴眼液、妥布霉素滴眼液、复方熊胆滴眼液、氯霉素滴眼液、盐酸左氧氟沙星眼用凝胶、氧氟沙星眼膏。

2. 口服药：炎可宁胶囊(片)、阿奇霉素、罗红霉素。

[联合用药方案(强效品种)]

治疗原则：局部抗菌消炎＋中药清热解毒，严重者可口服抗生素。

治疗方案：

1. 氧氟沙星滴眼液＋阿奇霉素＋炎可宁胶囊。

2. 复方熊胆滴眼液＋盐酸左西替利嗪片＋炎可宁胶囊＋氧氟沙星滴眼液/妥布霉素滴眼液/氯霉素滴眼液/眼膏。

3. 盐酸左氧氟沙星眼用凝胶/氧氟沙星眼膏＋炎可宁片/夏桑菊颗粒＋阿奇霉素。

[常用强效品种卖点]

复方熊胆滴眼液：中药制剂，毒副作用小。

阿奇霉素：1天1片，服用方便。

[常用药物的不良反应]

阿奇霉素：(见抗生素作用及不良反应说明书)。

氧氟沙星滴眼液：偶有刺痛反应。

[温馨提示](药品最佳服用方法、最佳服用时间等)

1. 阿奇霉素、罗红霉素要空腹服用(饭前1小时或饭后2小时)，眼膏睡前用。

2. 注意眼部清洁，经常洗手，不要擦眼。

[营养保健]

蜂胶、鱼油(增强免疫力)。

十二、睑腺炎

[疾病名称] 睑腺炎

[病因] 睑腺炎又称“麦粒肿”，俗称“针眼”，眼睑腺体及睫毛毛囊的急性化脓性炎症。

[临床表现]

睑腺炎：睑局部红肿、充血，有胀痛或眨眼时疼痛，伴压痛，近睑缘处可摸到硬结，严重者常伴耳前或颌下淋巴结肿大并有压痛，致病菌毒力强者或全身抵抗力弱者，炎症可由一个腺体扩展到其他腺体，形成多个脓点，可发展为眼眶蜂窝组织炎，伴畏寒、发热等全身症状。(眼睑隆起、红肿，有时可伴球结膜水肿。触诊可扪及硬结，边界清，伴压痛)

[并发症] 脓毒血症

[常用药物分类及其代表药物]

1. 外用药：氧氟沙星滴眼液、左氧氟沙星滴眼液、妥布霉素滴眼液、复方熊胆滴眼液、氯霉素滴眼液、盐酸左氧氟沙星眼用凝胶、氧氟沙星眼膏。

2. 口服药：炎可宁胶囊(片)、阿奇霉素、罗红霉素。

[联合用药方案(强效品种)]

治疗原则：

1. 未成脓：局部热敷或局部使用抗生素。

2. 成脓：手术治疗＋局部用药＋口服抗生素。

治疗方案：

氧氟沙星滴眼液/左氧氟沙星滴眼液/妥布霉素滴眼液(白天用)＋盐酸左氧氟沙星眼用凝胶(晚上用)＋阿奇霉素＋炎可宁胶囊(片)。

[常用强效品种卖点]

氧氟沙星滴眼液：小包装，方便，卫生。

[常用药物的不良反应]

阿奇霉素：(见抗生素作用及不良反应说明书)。

氧氟沙星滴眼液：偶有刺痛反应。

[温馨提示](药品最佳服用方法、最佳服用时间等)

1. 阿奇霉素饭前1小时或饭后2小时服用，眼膏睡前使用。

2. 如用药2周左右未见好转，建议到医院进行手术治疗。

3. 睑腺炎未成熟或已破溃出脓切忌挤压，以免感染扩散，引起蜂窝织炎。

4. 注意眼部清洁，经常洗手，不要擦眼，不要与他人共用毛巾。

[营养保健]

蜂胶、胡萝卜素。

十三、白内障

[疾病名称] 白内障

[病因] 各种原因，如：遗传、晶状体老化、代谢异常和局部营养不良等，可导致晶状体代谢紊乱，使晶状体蛋白发生变性，形成混浊由透明变成不透明，阻碍光线进入眼内，从而影响了视力。

[临床表现]

1. 视力下降。

2. 屈光改变。

3. 单眼复视或多视。

4. 色觉改变。

5. 视野缺损。

[并发症]

并发症通常是手术后才发生。

[常用药物分类及其代表药物]

1. 外用药物：白内停、沙普爱思、法可林滴眼液。

2. 内服：复明胶囊、障眼明片、除翳明目片、杞菊地黄丸、明目地黄丸。

[联合用药方案(强效品种)]

治疗原则：早期，口服＋外用延缓病情发展；晚期，手术治疗为主。

治疗方案：外用药＋口服药。如，法可林（四氮戊省磺酸钠）或沙普爱思（通用名：苄达赖氨酸滴眼液）＋除翳明目片或杞菊地黄丸/拔云退翳丸。

[常用强效品种卖点]

沙普爱思（苄达赖氨酸滴眼液）：可抑制蛋白质变性。

法可林（四氮戊省磺酸钠）：为蛋白分解酶激活剂，具有防止晶状体氧化变性、混浊和对混浊变性蛋白分解吸收的作用。

杞菊地黄丸：能滋肾养肝，中医认为肝开窍于目，肝血上注于目则能视，故而达到明目的效果。

拔云退翳丸：古方治疗早期白内障效果好。

[常用药物的不良反应]

沙普爱思：偶有眼部不适，坚持用症状可消失。

[营养保健]

维生素 C、维生素 E 有抗氧化作用，可能具有延缓白内障发展的作用。

十四、睑缘炎

[疾病名称] 睑缘炎

[病因] 睑缘炎俗称“烂眼边”，因细菌、脂溢性皮肤炎或局部的过敏反应所引起，且常合并存在。导致睑缘表面、睫毛、毛囊及其腺组织的亚急性或慢性炎症。

[临床表现]

睑缘充血或伴有轻度结膜炎，睑缘部发痒，分泌物较多，干燥以后结成痂，把痂皮除去以后，可见到溃疡、出血、脓疮。

[并发症]

可并发边缘性角膜浸润或溃疡、结膜炎、秃睫、睑缘肥厚。

[常用药物分类及其代表药物]

1. 外用药：氧氟沙星滴眼液、妥布霉素滴眼液、复方熊胆滴眼液、氯霉素滴眼液、盐酸左氧氟沙星眼用凝胶、氧氟沙星眼膏。

2. 口服药：炎可宁胶囊（片）、阿奇霉素、罗红霉素、维生素 B_2、盐酸左西替利嗪片。

[联合用药方案（强效品种）]

治疗原则：局部抗菌消炎为主。

治疗方案：

1. 首先，局部先用棉签蘸温生理盐水，除去痂皮使睑皮脂腺及睑板腺的过剩分泌排泄通畅。

2. 氧氟沙星滴眼液/妥布霉素滴眼液（白天用）＋盐酸左氧氟沙星眼用凝胶（晚上用）＋阿奇霉素＋维生素 B_2。

[常用强效品种卖点]

盐酸左氧氟沙星眼用凝胶：凝胶剂易吸收。

[常用药物的不良反应]

阿奇霉素：（见抗生素作用及不良反应说明书）。

氧氟沙星滴眼液：偶有刺痛反应。

[温馨提示](药品最佳服用方法、最佳服用时间等)

睑缘炎短期内不易彻底治愈，治疗时间长，故需要耐心配合治疗，务求彻底。在治疗上，除了用药外，还要消除以上诱因，提高身体抵抗力。注意眼部清洁，经常洗手，不要擦眼。

[营养保健]

蜂胶、鱼油。

十五、急性胃炎(单纯性和糜烂性)

[疾病名称] 急性胃炎(单纯性和糜烂性)

[病因]

急性胃炎：可由化学因素、物理因素、微生物感染或细菌毒素等引起。此外，精神神经功能障碍、应激状态或各种因素所致的机体变态反应，均可作为内源性刺激因子，引起胃黏膜的急性炎症损害。

慢性胃炎：幽门螺杆菌感染、胆汁返流、饮酒等。

[临床表现]

急性胃炎：以急性单纯性胃炎最常见，常有腹痛、厌食、纳差、恶心、呕吐，严重者有呕血、黑便及休克等。

慢性胃炎：大多数病人常无症状或有程度不同的消化不良症状，如上腹不适和疼痛、恶心呕吐、食欲减退、餐后饱胀、反酸嗳气等。胃黏膜糜烂出血者伴呕血黑便。萎缩性胃炎患者可有胃酸减少、消化不良、贫血、消瘦、舌炎、腹泻等，个别病人伴黏膜糜烂者上腹痛较明显，并可有出血。

[并发症]

胃出血、慢性失血性贫血、胃溃疡、胃癌。

[常用药物分类及其代表药物]

质子泵抑制剂：奥美拉唑/兰索拉唑/雷尼替丁。

抗生素：阿莫西林、克拉霉素、甲硝唑。

胃黏膜保护剂：胶体果胶铋、丽珠得乐、抗酸药。

胃动力药：多潘立酮、西沙比利、铝碳酸镁。

[联合用药方案(强效品种)]

治疗原则：抑制胃酸分泌+保护胃黏膜+西药抗菌消炎+中药对症。

治疗方案：

1. 安胃片+法莫替丁钙镁咀嚼片。

2. 奥美拉唑/兰索拉唑/+胶体果胶铋+阿莫西林/克拉霉素+安胃片。

[常用强效品种卖点]

安胃片：纯中药制剂，服用安全有效。

法莫替丁钙镁咀嚼片：复方制剂，起效快，止痛快。

[常用药物的不良反应]

法莫替丁钙镁咀嚼片：肝肾功能不全者慎用，少数患者有头痛、腹泻、口干、便秘等症状

(铋制剂会使大便成黑色,属正常现象;阿莫西林过敏率高)。

[温馨提示](注意事项,配伍禁忌)

1. 患者在急性期常有呕吐、腹泻等症状。因失水较多,在饮食上应注意补充大量液体,可供给鲜果汁、藕粉、米汤,鸡蛋汤等流质食物,并应大量饮水,以缓解脱水并加快毒素的排泄。

2. 宜食用富含蛋白质及多种维生素的食物,如新鲜嫩叶蔬菜。

3. 为减轻胃肠负担,应少食多餐,一日进餐5～6次较为适宜。忌机械性、化学性刺激的食物和生冷的食物。应设法消除诱发因素。

4. 凡胃酸过多者,应禁食浓鸡汤等浓缩鲜汤、酸性食品、大量蛋白质等,避免引起胃酸分泌增加。宜进食豆奶、菜泥、粥等。

5. 法莫替丁钙镁咀嚼片咀嚼服用,最大剂量服用不得超过2周,使用本品的同时不得服用导致胃酸增加的药物和食物,不与其他制酸剂或抗酸剂合用。

[营养保健]

多维元素,螺旋藻(含丰富矿物质和维生素U,可修复受损胃黏膜),蛋白质粉(增强免疫力)。

十六、消化道溃疡

[疾病名称]消化道溃疡

[病因]

1. 胃酸-胃蛋白酶的消化作用。

2. (Hp)幽门螺杆菌感染。

3. 药物损害作用,特别是非甾体类抗炎药(如阿司匹林、消炎痛等)。

4. 遗传因素。

5. 其他因素,如饮食、吸烟、喝酒等。

[临床表现]

主要表现为慢性、周期性、节律性中上腹部疼痛。

胃溃疡:上腹偏左饱痛,当溃疡较深,特别是穿孔性者,疼痛可涉及背部。

十二指肠溃疡:上腹偏右饥痛,午夜痛。

[并发症]出血、穿孔、幽门梗阻、癌变、复发。

[常用药物分类及其代表药物]

1. 质子泵抑制剂:奥美拉唑、兰索拉唑。

2. 抗生素:阿莫西林、克拉霉素或甲硝唑。

3. 胃黏膜保护剂:硫糖铝、胶体果胶铋。

4. 中和胃酸:铝碳酸镁。

[联合用药方案(强效品种)]

治疗原则:以西药为主,抑制胃酸分泌+保护胃黏膜+抗菌消炎+中药对症。

治疗方案:奥美拉唑肠溶胶囊+克拉霉素联合阿莫西林(左氧氟沙星联合羟氨苄青霉素)+奥硝唑+胶体果胶铋+达喜(中和胃酸)。

[常用强效品种卖点]

杀死幽门螺旋杆菌，保护胃黏膜，中和胃酸。

[常用药物的不良反应]

1. 奥美拉唑：不可咀嚼，长期使用可发生胃黏膜细胞增生和萎缩性胃炎，对本品过敏和严重肾功能不全者及婴幼儿禁用。

2. 阿莫西林、克拉霉素、左氧氟沙星：见抗生素不良反应及注意事项说明书。

[温馨提示]（注意事项、配伍禁忌、药品最佳服用时间）

1. 饮食要定时，进食不宜太快，避免过饱过饥。

2. 戒酒及戒烟亦为治疗的一部分。

3. 应禁用能损伤胃黏膜的非甾体类抗炎药，如阿斯匹林、消炎痛，保泰松等。

4. 稳定情绪，解除焦虑。

5. 奥美拉唑在清晨或午夜服用效果更好，杀灭幽门螺旋杆菌，抑制胃酸分泌。

[营养保健]

螺旋藻（含有丰富的维生素 U，可修复受损类黏膜），蜂胶，猴头菇。

十七、慢性结肠炎

[疾病名称] 慢性结肠炎，又称非特异性溃疡性结肠炎

[病因]

1. 细菌、病毒感染。

2. 遗传、精神因素。

[临床表现]

1. 腹痛、腹泻、便秘为主要表现。

2. 便血。

3. 肠狭窄、肠穿孔。

4. 慢性贫血、营养不良，有腹痛→便意→排便→缓解的特点。

[并发症]

1. 溃疡出血。

2. 溃疡穿孔。

3. 结肠狭窄。

4. 肠梗阻。

5. 癌变。

[常用药物分类及其代表药物]

1. 抗菌药：盐酸左氧氟沙星、诺氟沙星胶囊。

2. 止泻药：蒙脱石散（必奇）、整肠生颗粒。

3. 清热利湿：固肠止泻丸、肠炎宁胶囊、肠胃宁胶囊、复方黄连素片、双苓止泻口服液、葛根芩连片、苋菜黄连素胶囊。

[联合用药方案（强效品种）]

治疗原则：抗菌药＋止泻药 ＋清热利湿药。

治疗方案：

1. 盐酸左氧氟沙星＋蒙脱石散/整肠生颗粒＋双苓止泻口服液。

2. 溃疡性结肠炎：可口服大剂量的锡类散促进溃疡修复。

[常用强效品种卖点]

1. 整肠生颗粒：助消化，修复肠黏膜，平衡肠道菌群。

2. 固肠止泻丸：清热利湿，专治结肠炎。

3. 盐酸左氧氟沙星片：喹诺酮类药物，有效控制感染。

[常用药物的不良反应]

喹诺酮类药物，损害软骨，18 岁以下禁用。

[温馨提示]（注意事项、配伍禁忌及药品最佳服用时间等）

1. 喹诺酮类药物与呋喃妥因有拮抗作用，与其他铁、锌、铝、镁形成螯合物，故不宜合用。

2. 蒙脱石散：应该单独空腹服用。

[营养保健]

大蒜油、纤维素。

十八、急慢性腹泻

[疾病名称] 急慢性腹泻

[病因] 多见于病毒、细菌、消化不良、有机磷等化学中毒。

[临床表现]

1. 大便次数明显增多。

2. 粪便变稀，形态、颜色、气味改变，含有脓血、黏液、不消化食物、脂肪，或变为黄色稀水，绿色稀糊，气味酸臭。

3. 大便时有腹痛、下坠、里急后重、肛门灼痛等症状。

[并发症] 脱水、电解质功能紊乱、营养不良。

[常用药物分类及其代表药物]

1. 助消化：多潘立酮、乳酸菌素片、健脾糕片。

2. 抗菌止泻药：喹诺酮类抗生素（如诺氟沙星片）、炎可宁片/炎可宁胶囊、苋菜黄连素胶囊、复方黄连素片。

3. 调节菌群失调：妈咪爱、三联菌素片、整肠生颗粒。

4. 止泻药：蒙脱石散。

5. 脾虚：固肠止泻丸、归脾丸。

[联合用药方案（强效品种）]

治疗原则：助消化＋抗菌＋止泻＋补充水电解质。

治疗方案：

1. 固肠止泻丸＋整肠生颗粒＋口服补液盐。

2. 健脾糕片/消食片＋诺氟沙星片/炎可宁片/炎可宁胶囊。

3. 复方黄连素片/苋菜黄连素胶囊/葛根芩连片＋蒙脱石散＋整肠生颗粒。

[常用强效品种卖点] 中西结合，疗效好，诺氟沙星能杀死有害细菌。

[常用药物的不良反应]

1. 苋菜黄连素胶囊：个别患者服药后可见胸闷、恶心呕吐、头晕、皮肤潮红，偶有皮疹溶血性贫血患者及葡萄糖-6-磷酸脱氢酶缺乏患者禁用。

2. 诺氟沙星：见抗生素不良反应及注意事项说明书。

3. 复方黄连素片：泄泻腹部凉痛者忌服。

[温馨提示]（注意事项、配伍禁忌）

1. 适当饮口服补液盐，防止脱水。

2. 服用蒙脱石散时空腹，诺氟沙星 18 岁以下禁服。

3. 禁辛辣、油腻的食物，宜清淡。

4. 活性菌（如整肠生）与抗生素隔 2 小时服用。

[营养保健]

大蒜油（调节肠胃菌群，杀菌消炎）。

十九、便秘

[疾病名称] 便秘

[病因]

1. 进食过少或食品过于精细，缺乏残渣，对结肠运动的刺激减少。

2. 排便习惯受到干扰，由于精神因素、生活规律改变，长途旅行等未及时排便。

3. 滥用强泻药，使肠道敏感性减弱，形成对药的依赖性。

4. 肠道平滑肌张力亢进运动障碍。

[临床表现]

便意少，便次也少；排便艰难、费力；排便不畅；大便干结、硬便，排便不尽感等。

[并发症]

肛裂、痔疮、癌变、结肠癌。

[常用药物分类及其代表药物]

1. 接触性泻药：酚酞片。

2. 润滑性泻药：麻仁丸、甘油、开塞露。

3. 清热润肠药：三黄片、黄连上清丸/片、四季三黄片。

4. 缓泻药：比沙可啶肠溶片。

5. 调节肠道功能药：整肠生颗粒、活性菌制剂。

[联合用药方案（强效品种）]

治疗原则：调节肠道功能＋润肠通便药物＋饮食调节。

急性便秘：

1. 酚酞片＋四季三黄片。

2. 比沙可啶肠溶片。

习惯性便秘：麻仁丸＋芦荟西洋参软胶囊＋整肠生颗粒。

[常用强效品种卖点]

芦荟西洋参软胶囊，内含芦荟，有润肠通便的功效。

[常用药物的不良反应]

比沙可啶不宜长期使用，可引起腹部绞痛。

[温馨提示]（注意事项、配伍禁忌及药物最佳服用时间）

1. 比沙可啶6岁以下儿童和孕妇禁用，急腹症、炎症性肠病患者禁用，比沙可啶不能与阿片类止痛药同用，不应与抗酸药同时服用，避免产生依赖性和耐药性，会加重便秘。

2. 泻药睡前服用，禁用剧烈性或作用过强的泻药。

3. 习惯性便秘患者尽量减少对药物的依赖，养成定时排便习惯，鼓励病人多运动，多食富含纤维的食物，如蔬菜、水果，多饮水。

[营养保健]

芦荟胶囊（清热润肠通便，调节胃肠功能，增强免疫力），果蔬纤维素嚼片（增加大便容积，促进肠道蠕动），润通茶。

二十、痔疮

[疾病名称] 痔疮

[病因]

1. 外痔：肛门部感染、肛门静脉压增高、腹内压增加等引起。

2. 内痔：长期便秘，肛门括约肌下移，肛管静息压增高等引起。

3. 混合痔：兼有内外痔的病因。

[临床表现]

1. 外痔：以疼痛、肿块为主要症状（黄褐色或褐黑色，大小形状不等，圆形、椭圆形或柱形柔软肿块），肛门皱壁充血、肿胀等。

2. 内痔：大便出血（无痛性、间断性出血），痔核脱出、肛门坠胀等。

3. 混合痔：兼有内外痔的症状。

[常用药物分类及其代表药物]

1. 外用：云南白药痔疮膏、肛泰软膏或栓、马应龙麝香痔疮膏或栓。

2. 内服：痔速宁片、黄连上清丸。

[联合用药方案（强效品种）]

1. 云南白药痔疮膏/马应龙麝香痔疮膏或栓＋痔速宁片。

2. 黄连上清丸＋芦荟软胶囊。

[常用强效品种卖点]

1. 痔速宁片、黄连上清丸：清热解毒、止血、止痛、消肿，缓解局部不适。

2. 芦荟软胶囊：清热润肠通便，减少痔疮的发生。

[温馨提示]（药品最佳服用方法、最佳服用时间等）

1. 膏剂和栓剂最好是晚上用。

2. 饮食宜清淡，不宜辛辣，加强体育锻炼，促进血液循环。

3. 多食新鲜蔬菜、水果，预防便秘。

4. 养成定时排便习惯、注意肛门周围清洁等。

[营养保健]

芦荟软胶囊、纤维素。

二十一、肝病

[疾病名称] 肝病

[病因]

1. 长期高脂高糖饮食。
2. 肥胖、缺乏运动。
3. 过量饮酒。
4. 药物性肝损害。
5. 病毒性肝炎。

[临床表现]

腻油，食欲不振，恶心呕吐，口干，乏力倦怠，肝区不适或右上腹胀满隐痛等。

[并发症]

肝硬化、肝腹水、高脂血症、冠心病、胆道感染。

[常用药物分类及其代表药物]

1. 西药降脂：他汀类如辛伐他汀、洛伐他汀、阿托伐他汀；丙酸类如非诺贝特、非洛地平。
2. 中药降脂：降脂灵片。
3. 抗肝病毒：阿德福韦酯胶囊、拉米夫定片。
4. 提高免疫力：云芝胞内糖肽胶囊、护肝片。

[联合用药方案(强效品种)]

1. 脂肪肝：辛伐他汀＋降脂灵片＋卵磷脂。
2. 病毒性肝炎：阿德福韦酯胶囊＋利肝隆颗粒＋云芝胞内糖肽胶囊＋(拉米夫定)疗程用药。

[常用强效品种卖点]

1. 降脂灵片：补肝益肾，养血明目降脂。
2. 阿德福韦酯胶囊：抗病毒疗效显著，且不易耐药。
3. 云芝胞内糖肽胶囊：抑制肿瘤生长，激活机体本身防御系统。

[常用药物的不良反应]

头疼、恶心、身体不适、腹痛、腹泻。

[温馨提示](药品最佳服用方法、最佳服用时间等)

1. 戒烟戒酒。
2. 调整饮食结构，低盐低糖低脂，高蛋白维生素。
3. 避免应用对肝脏有毒性的药物。
4. 因肝脏合成胆固醇多在夜间，所以降脂药宜在晚间服用。
5. 如转氨酶升高可服用降酶药(西药)，转氨酶正常应用中(成)药保肝治疗。

[营养保健]

卵磷脂、蛋白质粉、螺旋藻、B族维生素、奶蓟提取物。

二十二、胆囊炎

[疾病名称] 胆囊炎

[病因]

1. 慢性胆囊炎：胆囊疾病中最常见的一种，多发生在胆石症的基础上，且常是急性胆囊炎的后遗症。

2. 急性胆囊炎

(1) 胆囊管梗阻：由于胆石阻塞胆囊管使胆汁浓缩和成分改变，高浓度的胆汁可致胆囊急性炎症。蛔虫能寄生于胆管内，引起胆管阻塞，亦可诱发急性胆囊炎。

(2) 细菌感染：多继发于胆囊管或胆总管梗阻及胆汁瘀滞后，亦可由蛔虫将细菌带入胆道所致。最常见的为大肠杆菌及副大肠杆菌引起急性胆囊炎。

3. 胰液反流入胆囊，被胆汁激活的胰酶可引起急性胆囊炎。

[临床表现]

慢性胆囊炎：

1. 患者常有消化不良症状，如腹部不适或钝痛，常于进食油腻食物后加重；尚有恶心、腹胀及嗳气。

2. 如有胆管炎或胆总管被胆石或浓稠胆汁所阻塞，则于饱餐后可有胆绞痛发作。

急性胆囊炎：最好去医院就诊(女性多见，发病年龄多见于20～50岁之间)。

1. 腹痛：常发生于饱餐后的晚上，起病急，可伴有剧烈的胆绞痛，之后呈右上腹持续性疼痛，体位改变或呼吸时疼痛加重，可牵引至右肩胛区。

2. 发热：体温常波动于38～39℃之间。如并发胆管炎，则有寒战和高热出现。

[并发症]

慢性胆囊炎：可能会并发胆管炎。

急性胆囊炎：可能会并发胆管炎、胆囊穿孔、急性胰腺炎、黄疸。

[常用药物分类及其代表药物]

1. 抗菌消炎药物：阿莫西林、头孢类、司帕沙星。

2. 利胆药物：利胆片、消炎利胆片、胆宁片。

3. 解痉、镇痛药物：阿托品、洛芬待因片。

[联合用药方案(强效品种)]

阿莫西林分散片＋利胆片＋阿托品(必要时服用)。

头孢克肟胶囊＋消炎利胆片＋洛芬待因(必要时服用)。

[常用强效品种卖点]

1. 利胆片：舒肝止痛，清热利湿。

2. 头孢类抗生素：用于腹腔感染效果。

[常用药物的不良反应]

司帕沙星不宜与罗红霉素合用，18岁以下患者禁用。

[温馨提示](药品最佳服用方法、最佳服用时间等)

清淡、低脂、忌高蛋白饮食、戒烟、戒酒。

[营养保健]

卵磷脂(清油、清脂、缓解胆囊炎症状)

二十三、实火症

[疾病名称] 实火症

[病因]

引起上火的因素很多,情绪波动过大、伤风、受凉、中暑、气候潮湿干燥以及嗜烟酒,食葱姜蒜、辣椒等辛辣之品等都是诱因。

[临床表现]

1. 头昏、咽喉肿痛、口舌生疮等偏上部位的火热症叫上焦火。

2. 烦热口渴、口臭、胃脘痛等中间部位叫中焦火。

3. 便秘,尿赤偏下部位的叫下焦火。按脏腑分:目赤肿痛为肝火,鼻扇气喘为肺火,口舌生疮为心火等。而虚火则为阴阳失调所致的阴不制阳所出现五心潮热盗汗等虚热症候。

[并发症]

外感风热,实火症以中药为主。

[常用药物分类及其代表药物]

1. 上焦火:上清片或黄连上清丸+板蓝根颗粒。

2. 中焦火:如口臭可加养阴口香液+玄麦颗粒(可以用中药泡水)。

3. 下焦热:便秘一般以泻下为主,四季三黄片+比沙可啶。

[联合用药方案(强效品种)]

治疗原则:中成药对症治疗(炎症可加抗生素类)。

治疗方案:

1. 肝火重:龙胆泻肝丸,中药菊花+金银花+决明子泡水。

2. 心火:一清冲剂。

3. 肺火咳嗽:清肺止咳丸,中药百合银耳。

[常用药物的不良反应]

实火症一般以泻下为主,体虚及老年人、儿童尽量以缓和性药为主,避免泻下太过。比沙可啶 6 岁以下儿童禁用。

[温馨提示](药品最佳服用方法、最佳服用时间等)

清热药一般是饭后服用。饮食多以清淡为主。

[营养保健]

中药菊花、胖大海、玄参、麦冬、莲子心、金银花泡水。

二十四、中暑

[疾病名称] 中暑

[病因] 常出现在高温环境下,由于人体散热出汗过多,津液亏损出现的症状。

[临床表现]

常出现在高温环境下，由于人体散热出汗过多，津液亏损，出现口渴喜饮，心烦闷乱，呕吐，同时气短乏力头昏头重等，严重时津液亏损气耗损伤太过，使人卒然昏倒，不省人事，冷汗自出，手足厥冷等症状。

[并发症] 休克

[常用药物分类及联合用药方案(强效品种)]

1. 口服药、芳香解暑化湿药：藿香正气口服液。

2. 补充人体津液药：生脉饮。

3. 外用药：风油精涂抹人中、太阳穴。

[常用强效品种卖点]

藿香正气口服液：除暑热，化湿气。

生脉饮：提气，补充耗损的津液。

风油精：醒神。

[温馨提示](药品最佳服用方法、最佳服用时间等)

阴凉处休息或平躺。立即用药。多饮水，避开高温工作和高温出行。

[营养保健]

中药菊花、玄参、麦冬、莲子心、金银花泡水。

二十五、贫血

[疾病名称] 贫血

[病因] 缺乏维生素 B_{12}、铁、叶酸。

[临床表现]

面色苍白，憔悴，头昏，心悸乏力多汗，失眠多梦，皮肤枯燥，出现脂褐素，头发须白，脱落厉害，气喘，身体消瘦浮肿，抵抗力低下。

[并发症]

贫血可并发严重的贫血出血痛风及精神异常、睡眠不佳。

[常用药物分类及其代表药物]

1. 中成药：天胶、归芪生血颗粒、十全大补丸、参麦地黄丸、补中益气丸。

2. 西药：乳酸亚铁片(丹珠)、叶酸、维生素 B_{12}。

[联合用药方案(强效品种)]

治疗方案：

1. 缺铁性贫血：天胶＋乳酸亚铁片＋维生素 C＋B 族维生素。

2. 巨幼红细胞性贫血：归芪生血颗粒＋叶酸＋天胶固元膏/蛋白质粉/钙铁锌硒软胶囊。

[常用强效品种卖点]

天胶：古方补血上品。

归芪生血颗粒：纯中药，安全，补而不燥。

[常用药物的不良反应]

铁制剂引起胃肠道不良反应，恶心、呕吐、上腹疼痛、便秘、黑便。

[温馨提示]（注意事项、配伍禁忌、药品最佳服用方法、药品最佳服用时间等）

铁制剂不得长期使用，应在确定为缺铁性贫血时使用，不宜与浓茶同服，宜在饭后服用，与维生素C同服效果更好。

[营养保健]

维生素C、叶酸、B族维生素、钙铁锌硒软胶囊、蛋白质粉、牛初乳、氨基酸。

二十六、神经衰弱及失眠

[疾病名称] 神经衰弱及失眠

[病因]

1. 神经衰弱病因可分为心理因素及躯体因素两方面，大多数精神因素是诱发神经衰弱的重要原因，性格胆怯，敏感多疑，主观，自制力差者易得本病。

2. 感染、产后出血或其他削弱机体功能的各种因素，均能诱发本病。

[临床表现]

1. 易兴奋、易激惹。

2. 脑力易疲乏，如看书学习稍久，则感头胀、头昏，注意力不集中，记忆力减退。

3. 头痛，部位不固定。

4. 睡眠障碍，多为入睡困难，早醒或醒后不易再入睡，多恶梦。

5. 植物神经功能紊乱，可心动过速、出汗、厌食、便秘、腹泻、月经失调、早泄。

6. 继发性疑病观念。

[并发症]

精神分裂，抑郁症，焦虑症。

[常用药物分类及其代表药物]

神经衰弱：治疗一般以心理治疗为主，辅以药物、物理或其他疗法，否则疗效欠佳。

中药安神类药物：枣仁安神胶囊、安神补脑液。

西药：褪黑素、睡得好胶囊。

[联合用药方案（强效品种）]

治疗原则：心理治疗为主，药物为辅。

治疗方案：安神补脑液（枣仁安神胶囊）＋褪黑素/睡得好胶囊

[常用强效品种卖点]

安神补脑液、睡得好胶囊：1. 生精补髓，益气养血，强脑安神功效。2. 改善睡眠。

[常用药物的不良反应]

睡得好胶囊：驾车、机械作业前以及从事危险操作者，请勿食用（宜睡前服用）。

[温馨提示]（注意事项、配伍禁忌、服用时间）

多与病人沟通、交流，多参加户外活动，保持充足的睡眠。

[营养保健]

褪黑素（提高睡眠质量，调整时差），钙镁片（镁可以镇静大脑中枢神经）。

二十七、冠心病

[疾病名称] 冠心病

[病因] 主要病因是冠状动脉粥样硬化，但动脉粥样硬化的原因尚不完全清楚，可能与下列因素有关：年龄和性别、家族史、血脂异常、高血压、尿糖病、吸烟、超重肥胖、痛风、不运动等。冠心病的少见发病机制是冠状动脉痉挛（血管可以没有粥样硬化），产生变异性心绞痛，如果痉挛超过 30 分钟，也会导致急性心肌梗死（甚至猝死）。

[临床表现]

胸闷、心悸、气短、心前区痛。

[并发症]

心电图检查可确诊心肌梗死后综合征、动脉栓塞、心脏破裂。

[常用药物分类及其代表药物]

中成药活血化瘀药：丹参片、康尔心胶囊、益心酮胶囊（片）、保心片、心宁片、血塞通分散片（软胶囊）、海王银杏叶片、通脉颗粒。

中成药降脂药：降脂灵片。

西药：单硝酸异山梨酯片。

降压药：酒石酸美托洛尔缓释片（托西尔康）、硝苯地平缓释片（Ⅱ）、替米沙坦片等。

[联合用药方案（强效品种）]

治疗原则：中西药并重，活血化瘀，扩张血管，降脂，预防血栓。

治疗方案：

1. 急救：硝酸甘油、速效救心丸、丹参滴丸舌下含服。

2. 康尔心胶囊、益心酮胶囊（片）、保心片、心宁片＋血塞通分散片（软胶囊）、通脉颗粒＋海王银杏叶片。

3. 伴有高血脂的：降脂灵片。

4. 伴有高血压的：酒石酸美托洛尔缓释片（托西尔康）/硝苯地平缓释片（Ⅱ）/替米沙坦片等。

[常用强效品种卖点]

海王银杏叶片：大厂家，纯度高，1 次 1 片，服用方便。

康尔心胶囊、通脉颗粒：纯中药，活血化瘀效果好。

硝酸酯类药物：能迅速缓解症状。

[常用药物的不良反应]

酒石酸美托洛尔缓释片：哮喘患者禁用。

单硝酸异山梨酯片：心动过速禁用。

单硝酸异山梨酯片、硝酸甘油：青光眼、严重低血压、严重贫血者禁用。

[温馨提示]（注意事项、配伍禁忌、药品最佳服用方法、最佳服用时间等）

预防冠心病首先要从生活方式和饮食习惯做起，主要目的是控制血压、血脂、血糖等，降低心脑血管疾病复发的风险。

(1) 起居有常。早睡早起，避免熬夜工作。

(2) 身心愉快。忌暴怒、惊恐、过度思虑以及过喜。

(3) 控制饮食。饮食应清淡，易消化，少食油腻、脂肪、糖类。多吃蔬菜和水果，少食多餐，晚餐量少，不宜喝浓茶。

(4) 戒烟酒。吸烟是造成心肌梗塞、中风的重要因素，应绝对戒烟。

(5) 劳逸结合。避免过重体力劳动或突然用力，饱餐后不宜运动。

(6) 体育锻炼。根据自身的身体条件、兴趣爱好选择，如打太极拳、乒乓球、健身操等。要量力而行，使全身气血流通，减轻心脏负担。

[营养保健]

鱼油、卵磷脂、辅酶 Q。

中药保健辅助药方：黄芪粉 250 g、三七粉 250 g、丹参粉 250 g、山楂粉 250 g、灵芝粉 100 g、红花粉 100 g。以上各药粉混合成散剂，或制成水泛丸。每日 2～3 次，早、中、晚饭后 1 小时各用温开水送服 6～10 g。

二十八、糖尿病

[疾病名称] 糖尿病

[病因]

多病因的综合征，与遗传、自身免疫缺陷及环境因素有关。

诊断标准：空腹血糖（至少 8 小时没有进食）≥7.0 mmol/L，或餐后 2 小时≥11.1 mmol/L，或症状＋随机（任意一个时间）≥11.1 mmol/L。

[临床表现]

典型的“三多一少”即多饮、多尿、多食、消瘦（体重减轻）。

[并发症]

高血压、冠心病、糖尿病肾病、白内障、青光眼、皮肤病。

[常用药物分类及其代表药物]

1. 胰岛素增效剂：罗格列酮钠片（太罗）、那格列奈片（拉姆）。

2. 磺酰脲类：格列齐特、格列吡嗪。

3. 双胍类：盐酸二甲双胍片。

4. α-葡萄糖苷酶抑制剂：拜糖苹。

[联合用药方案（强效品种）]

治疗方案：罗格列酮钠片（太罗）＋盐酸二甲双胍片（格华止）或磺酰脲类（格列齐特）。

[常用强效品种卖点]

1. Ⅱ型糖尿病：肥胖型伴高血脂可首选盐酸二甲双胍缓释片、阿卡波糖片（拜糖苹）。

2. 非肥胖型可选用太罗、拉姆、格列齐特、格列吡嗪、格列美脲。

3. 对餐后 2 小时血糖高于 10～12 mmol/L 时，可选用盐酸二甲双胍片＋太罗对血糖控制较好，而且太罗饭后服用不影响吸收。

4. 病程长且空腹血糖较高宜选用格列美脲（依从性好）。

[常用药物的不良反应]

长期使用磺酰脲类可使体重增加，拜糖苹服用初期易致肠胀气。

[温馨提示](药品最佳服用方法、最佳服用时间等)

1. 餐前0.5小时服用的药物：格列本脲、格列吡嗪。

2. 餐中随第1～2口饭吞服的药物：盐酸二甲双胍缓释片、阿卡波糖片、格列美脲，可减少对胃肠道的刺激。

3. 餐后0.5～1小时服用的药物：太罗，食物对药物的吸收影响不大，胃肠道不适者也可在餐后服用盐酸二甲双胍。

4. 对磺胺过敏者不宜服用磺酰脲类。

5. 控制饮食及食盐摄入量，少吃多餐，以五谷杂粮、蔬菜为主。

6. 加强运动(如慢跑、步行)，减轻体重。

7. 定期监测血糖(每周一次)。

8. 酮症酸中毒者禁用双胍类药。

9. 与解热镇痛类、激素类、利尿类配合使用时应慎用。用药期间一度禁酒。

[营养保健]

蜂胶胶囊、苦瓜、南瓜、西洋参(调节血糖，预防并发症)。

中药保健辅助药方：西洋参粉250 g、山茱萸粉200 g、枸杞粉200 g、灵芝粉200 g、山药粉250 g。以上各药粉混合成散剂，或制成水泛丸。每日2～3次，早、中、晚饭后1小时各用温开水送服6～10 g。

二十九、高血压

[疾病名称] 高血压

[病因]

原发性和继发性。

原发性：病因不明，可能与遗传、年龄、职业、饮食、肥胖、吸烟有关。

继发性：继发于其他疾病，是其他疾病的临床表现。

[临床表现]

很多高血压患者无明显临床症状，可能出现的症状有：

1. 头疼：部位多在后脑，并伴有恶心、呕吐等症状。若经常感到头痛，而且很剧烈，同时又恶心作呕，就可能是向恶性高血压转化的信号。

2. 眩晕：女性患者出现较多，可能会在突然蹲下或起立时有所感觉。

3. 耳鸣：双耳耳鸣，持续时间较长。

4. 心悸气短：高血压会导致心肌肥厚、心脏扩大、心肌梗死、心功能不全。

5. 失眠：多为入睡困难、早醒、睡眠不踏实、易做噩梦、易惊醒。

6. 肢体麻木：常见手指、脚趾麻木或皮肤如蚁行感，手指不灵活。身体其他部位也可能出现麻木，还可能感觉异常，甚至半身不遂。

7. 头晕：反复出现瞬间眩晕，视物旋转，几秒钟后便恢复常态。也就是短暂头晕。

8. 精神改变：如嗜睡，或性格一反常态，变得沉默寡言，或多语急躁，或出现短暂智力衰退。

9. 眼睛突然发黑：单眼突然发黑，看不见东西，几秒钟或几十秒钟后便完全恢复正常，是脑缺血引起视网膜缺血所致。

10. 原因不明的跌跤：由于脑血管硬化，引起脑缺血，运动神经失灵，可产生共济失调与平衡障碍，而容易跌跤。

11. 哈欠不断：如果无疲倦、睡眠不足等原因，出现连续的打哈欠，这可能是由于脑动脉硬化、缺血，引起脑组织慢性缺血缺氧的表现。

12. 说话吐字不清：脑供血不足时，人体运动功能的神经失灵，常见症状之一是突然说话不灵或吐字不清。

[并发症]

脑血管硬化、心肌梗死、心力衰竭及慢性肾脏病。

[常用药物分类及其代表药物]

利尿剂：氢氯噻嗪、吲达帕胺、螺内酯。

钙离子阻滞剂：地平类（硝苯地平缓释片）。

β受体阻滞剂：心得安。

血管紧张素转换酶抑制剂（ACEI）：卡托普利、依那普利、贝那普利等。

血管紧张素Ⅱ受体阻滞剂：氯沙坦、厄贝沙坦等。

对症支持疗法：头痛清脑降压片、牛黄降压丸、三花茶。

中药饮片：三七、丹参、生山楂、川芎等泡水或打粉服用。

[联合用药方案（强效品种）]

治疗原则：

1. 药物治疗＋非药物治疗同步。

2. 西药降压为主，中药＋非药物治疗辅助。

3. 降压治疗药物四项原则，即小剂量开始，优先选长效制剂，联合应用，个体化用药。

治疗方案：降压药1～2种（视患者情况选择）＋抗凝药（阿司匹林）＋活血化瘀药（丹参片、银杏叶）＋保健品。

[常用强效品种卖点]

利尿剂：氢氯噻嗪，起效快，一线首选。

吲达帕胺强效降压药：用于浮肿的轻中度高血压，也可用于高脂血症。

钙离子阻滞剂：地平类起效快，可用于各级高血压，氨氯地平作用时间长。

β受体阻滞剂：心得安，心率快的高血压患者适应性好。

血管紧张素转换酶抑制剂（ACEI）：卡托普利、依那普利、贝那普利等降压效果明显，尤其适用高血压合并心衰，也是糖尿病首选。

[常用药物的不良反应]

1. 利尿剂：氢氯噻嗪，长期应用干扰糖脂代谢，引起低血钾。

2. 钙离子阻滞剂：受胃肠影响大，会使心率加快，皮肤潮红，下肢水肿。

3. β受体阻滞剂：引起支气管痉挛，有哮喘禁用，脂代谢异常勿用。

4. 血管紧张素转换酶抑制剂：可引起刺激性干咳，血钾升高，不与非甾体类抗炎药同用。

[温馨提示]（注意事项、配伍禁忌、药品最佳服用方法、最佳服用时间等）

1. 限制钠盐摄入（三高一低）。

2. 控制体重。

3. 不吸烟。

4. 限制饮酒,每日酒精摄入量男性不应超过 25 g,女性不应超过 15 g。

5. 坚持体育锻炼。

6. 减轻精神压力,保持心理平衡。

7. 定期检查血压。

8. 坚持服药,不要随便调换药物。

9. 痛风、糖尿病患者不宜用利尿剂。

[营养保健]

各类鱼油、磷脂,定期测量血压。

中药保健辅助药方:黄芪粉 250 g、三七粉 250 g、天麻粉 200 g、川芎粉 100 g。以上各药粉混合成散剂,或制成水泛丸。每日 2～3 次,早、中、晚饭后 1 小时各用温开水送服 6～10 g。

三十、高脂血症

[疾病名称] 高脂

[病因]

原发性和继发性两类。

原发性与先天性和遗传有关,是脂蛋白转运和代谢异常所致,或由于环境因素(饮食、营养、药物)和通过未知的机制而致。

继发性多发生于代谢性紊乱疾病(糖尿病、高血压、甲状腺功能低下、肥胖、肝肾疾病、肾上腺皮质功能亢进),与其他因素年龄、性别、季节、饮酒、吸烟、饮食、体力活动、精神紧张、情绪活动等也有关。

[临床表现]

通常情况下,多数患者并无明显症状和异常体征。不少人是由于其他原因进行血液生化检验时才发现有血浆脂蛋白水平升高。常见头晕、神疲乏力、失眠健忘、胸闷心悸等。长期血脂高,脂质在血管内皮沉积引起的动脉硬化,会引起冠心病和周围动脉疾病等,表现为心绞痛、心肌梗死、脑卒中和间歇性跛行。

[并发症]

脂肪肝、高血压、动脉粥样硬化、糖尿病、胆石症、眼底出血、高尿酸血症。

[常用药物分类及其代表药物]

药物治疗:目前常用的降脂药有他汀类药物(辛伐他汀、阿托伐他汀钙),贝特类药物(吉非贝齐),烟酸(维生素 E 烟酸酯胶囊)和其他降脂药、降脂灵片。

中药饮片:绞股蓝、丹参、决明子、生山楂、荷叶煎汤代茶饮。

[联合用药方案(强效品种)]

治疗原则:

1. 药物治疗+饮食治疗。

2. 西药降脂快+中药保护肝肾。

治疗方案：辛伐他汀＋降脂灵片。

[常用强效品种卖点]

辛伐他汀：降甘油三酯低密度脂蛋白，升高密度脂蛋白，一天一次服用方便。

降脂灵片：中药制剂，安全，不损伤肝肾。

[常用药物的不良反应]

辛伐他汀对横纹肌溶解，肌肉无力。

[温馨提示]（注意事项、配伍禁忌、药品最佳服用方法、最佳服用时间等）

1. 加强锻炼，控制体重。

2. 戒烟。

3. 降脂药物宜晚上服用。

4. 饮食治疗，以低脂低糖食物为主。

[营养保健]

月见草胶囊以及各种鱼油、磷脂。

中药保健辅助药方：黄芪粉 250 g、三七粉 250 g、何首乌粉 250 g、山楂粉 250 g、决明子粉 250 g（胆固醇特高者决明子粉可加至 500 g）。以上各药粉混合成散剂，或制成水泛丸。每日 2～3 次，早、中、晚饭后 1 小时各用温开水送服 6～10 g。

三十一、小儿感冒（急性上呼吸道感染）

[疾病名称] 小儿感冒（急性上呼吸道感染）

[病因]

90％以上的儿童多为病毒侵犯鼻咽和咽部而引起的急性炎症。如急性鼻咽炎、急性咽炎、急性扁桃体炎。少数由细菌或肺炎支原体感染引起。

[临床表现]

一般以局部症状为主，如鼻塞、流涕、喷嚏、流泪、咽部不适或疼痛，也可有咳嗽和声音嘶哑，婴幼儿常以全身症状为主，如发烧等，此外可出现呕吐、腹痛、腹泻。

[并发症]

中耳炎、鼻窦炎、喉炎、气管炎、肺炎。

[常用药物分类及其代表药物]

抗病毒药：小儿氨酚黄那敏颗粒、复方氨酚烷胺片。

抗感染药：青霉素类（阿莫西林克拉维酸钾）、头孢菌素类（头孢克肟颗粒）、大环内酯类（交沙霉素片）。

止咳药：右美沙芬、福尔可定、百咳静糖浆。

退烧药：对乙酰氨基酚、布洛芬、中药退烧药（柴胡滴丸）、退热贴、小儿退热栓。

[联合用药方案（强效品种）]

治疗原则：抗病毒药＋细菌感染＋对症治疗。

治疗方案：护彤（好娃娃）＋对症治疗药品＋天然维生素 C。

伴炎症：阿莫西林克拉维酸钾（头孢克肟颗粒）（贝贝莎）。

伴咳嗽：小儿止咳糖浆（百咳静糖浆），无痰＋小儿右美沙芬糖浆（福尔可定）；有痰＋小儿咳喘颗粒。

伴高烧：美林(柴胡滴丸)＋退热贴(退热栓)。

[常用强效品种卖点]

小儿感冒颗粒：含板蓝根，抗病毒，抗流感。副作用小。

贝贝莎：草莓味，口感更好。

退热贴：采用外在的物理降温方式，零副作用；避免注射时的疼痛。

[常用药物的不良反应]

退烧药：需叮嘱患者对乙酰氨基酚在38.5℃以上使用，并且要间隔4小时以上用药。

复方氨酚烷胺：1岁以内小儿禁服，可用小儿氨酚黄那敏颗粒或中成药代替。

抗生素：病毒性感冒如没有炎症，不建议立即使用抗生素。

[温馨提示](药品最佳服用方法、最佳服用时间等)

饭后服用，注意休息，多饮水，保持空气通畅。(对饮食差、抵抗力低的小儿可推荐使用儿康宁，感冒愈后使用)

[营养保健]

维生素C、牛初乳、儿童蛋白质粉。

三十二、小儿腹泻

[疾病名称] 小儿腹泻

[病因]

感染因素：病毒感染、细菌感染、真菌、寄生虫。

非感染因素：

(1) 饮食护理不当；

(2) 过敏性腹泻；

(3) 原发性或继发性双糖酶缺乏或活性降低；

(4) 气候因素。

[临床表现]

轻型：食欲不振，偶有呕吐，大便次数增多(3～10次/天)及性状改变；无脱水及全身酸中毒症状，多在数日内痊愈。

重型：呕吐，脱水，面色灰白，口唇樱红，呼吸深快，精神萎靡，烦躁不安，甚至昏迷，低钾血症、低钙血症和低镁血症。

[并发症]

营养不良及维生素缺乏症，中毒性肝炎，急性肾功能衰竭或严重继发感染等。

[常用药物分类及其代表药物]

1. 助消化药：乳酶生、整肠生颗粒。

2. 止泻药：蒙脱石散(必奇)、双苓止泻口服液。

3. 调节菌群失调：合生元儿童益生菌冲剂、枯草杆菌二联活菌颗粒(妈咪爱)、双岐三联活菌(金双岐)。

[联合用药方案(强效品种)]

治疗方案：蒙脱石散/双苓止泻口服液 ＋合生元儿童益生菌冲剂。

［常用强效品种卖点］

蒙脱石散：

（1）吸附抑制病菌病毒等致病因子。

（2）排出致病因子，快速止泻。

（3）覆盖肠道，保护和修复受损肠黏膜。

［常用药物的不良反应］

蒙脱石散：少数人可能产生轻度便秘。

注意事项：

（1）如出现便秘，可减少剂量继续服用。

（2）如需同服肠道杀菌药，儿童急性腹泻服用该药品1天后、慢性腹泻服用2～3天后症状未改善者，请咨询医师。

（3）如服用过量或出现严重不良反应，应立即就医。

（4）对该药品过敏者禁用，过敏体质者慎用。

（5）该药品性状发生改变时禁止使用。

（6）请将该药品放在儿童接触不到的地方。

（7）儿童必须在成人监护下使用。

（8）如正在使用其他药品，使用该药品前请咨询医师或药师。

［温馨提示］（药品最佳服用方法、最佳服用时间等）

蒙脱石散：清晨或临睡前为最佳服用时间，建议两餐之间空腹服用；保持居室通风，饮食由少到多、由稀到稠，避免消化不良，逐渐恢复。

［营养保健］

纤维素。

三十三、小儿厌食

［疾病名称］小儿厌食

［病因］

1. 全身性疾病的影响。
2. 药物影响。
3. 微量元素缺乏及某些内分泌素不足。
4. 食物过敏。
5. 喂养不当。
6. 气候影响。
7. 运动量不足。
8. 睡眠不足。
9. 神经性厌食。

［临床表现］

食欲减退或消失，以食量减少为主要症状，是一种慢性消化功能紊乱综合征，是儿科常见病、多发病，1～6 岁小儿多见，且有逐年上升趋势。

[并发症]

小儿营养不良，严重者引起发育障碍。

[常用药物分类及其代表药物]

1. 助消化药：金豆开胃口服液、四君子合剂、儿康宁糖浆、健脾糕片、肥儿糖浆、健胃消食片。

2. 补锌：葡萄糖酸锌颗粒。

[联合用药方案(强效品种)]

治疗方案：金豆开胃口服液/肥儿糖浆/儿康宁糖浆＋健脾糕片/四君子合剂＋葡萄糖酸锌颗粒。

[常用强效品种卖点]

儿康宁糖浆：可促进消化酶的分泌，增强肠道的吸收功能。

金豆开胃口服液：健脾开胃，驱虫。

[常用药物的不良反应]

服用以上药物后厌食症状在一周内未改善，并出现呕吐、腹痛症状者应及时向医师咨询。

[温馨提示](药品最佳服用方法、最佳服用时间等)

小儿厌食以恢复小儿消化功能为主，不要盲目吃药，可以适当服用调理脾胃、促进消化吸收功能的中、西药，排除缺铁、缺锌；定时进餐，食用易于消化、品种多样的食品；节制零食和甜食，少喝饮料，纠正偏食的坏习惯；生活规律，睡眠充足，保持愉快的心情。

[营养保健]

牛初乳、儿童多种维生素片、合生元。

三十四、小儿免疫力低下

[疾病名称] 小儿免疫力低下

[病因] 免疫系统发育不够成熟，功能尚欠完善。

[临床表现]

体质虚弱、营养不良、精神萎靡、疲乏无力、食欲降低、睡眠障碍等。

[并发症]

身体和智力发育不良。

[常用药物分类及其代表药物]

益生菌：合生元儿童益生菌冲剂(0～7 岁儿童)、咀嚼片(3 岁以上儿童使用)。

提高人体免疫力的药物：转移因子口服液。

提高人体免疫力的矿物质及微量元素：儿童多种维生素。

改善脾胃中成药：金豆开胃口服液、儿康宁糖浆。

[联合用药方案(强效品种)]

治疗原则：改善儿童饮食中成药＋提高机体免疫力药物或微量元素。

治疗方案：金豆开胃口服液(儿康宁糖浆)＋小儿善存(转移因子口服液)＋合生元＋维生素 C。

[常用强效品种卖点]

儿康宁糖浆：纯中药制剂、口感好，见效快。4瓶一疗程。

合生元：含益生菌低聚糖，有利肠内益生菌生长，帮助维持肠道健康；无蔗糖，含木糖醇，有利于牙齿健康。

[常用药物的不良反应]

1. 合生元儿童益生菌不能代替药物，只在维护整个肠道的微生态平衡中起作用。

2. 与抗菌素同用时需间隔2小时。

[温馨提示](药品最佳服用方法、最佳服用时间等)

最好是母乳喂养，保持充足的睡眠，均衡饮食，慢进餐，多喝白开水，养成良好的卫生习惯，及时补充锌元素。

[营养保健]

牛初乳、儿童多种维生素片。

三十五、小儿湿疹

[疾病名称] 小儿湿疹

[病因]

1. 遗传因素。

2. 物理因素。

3. 饮食因素。

4. 吸入物(花粉、尘螨、动物皮毛、羽绒、油漆、涂料、甲醛气味等)过敏。

[临床表现]

轻症(干性)只有红斑、丘疹；重症(湿性)表现为水泡、糜烂、渗水、结痂。

[并发症]

哮喘、过敏性鼻炎。

[常用药物分类及其代表药物]

中成药外用膏剂：丹皮酚软膏。

西药外用激素类：丁酸氢化可的松乳膏、复方樟脑乳膏。

[联合用药方案(强效品种)]

治疗方案：

1. 3%硼酸溶液冷湿敷+丹皮酚乳膏。

2. 丁酸氢化可的松乳膏(复方樟脑乳膏)。

[常用强效品种卖点]

丁酸氢化可的松乳膏：为糖皮质激素类药物，外用具有抗炎、抗过敏、止痒及减少渗出作用。

丹皮酚软膏：纯中药制剂，毒副作用小。

[常用药物的不良反应]

长期使用丁酸氢化可的松乳膏可致皮肤萎缩、毛细血管扩张、色素沉着以及继发感染。偶见过敏反应。

注意事项：丁酸氢化可的松乳膏为激素类药物，儿童在医生指导下、成人监护下使用；不宜大面积、长期使用；不得用于皮肤破溃处；避免接触眼睛和其他黏膜；感染性皮肤病禁用。

[温馨提示]（药品最佳服用方法、最佳服用时间等）

应尽量避免让宝宝接触可能引起过敏的物质，保持清洁，避免骚抓，穿宽大棉质衣物，保持大便通畅，睡眠充足。

[营养保健]

儿童多种维生素片、维生素C。

三十六、月经不调

[疾病名称] 月经不调

[病因]

1. 情绪异常。
2. 寒冷刺激。
3. 节食过度。
4. 嗜烟酒。
5. 环境突然改变。

[临床表现]

1. 不规则子宫出血。
2. 功能失调性子宫出血。
3. 闭经。
4. 绝经。
5. 月经失调性不孕症。
6. 新生儿月经。

[并发症]

1. 痛经。
2. 经前期综合征。
3. 不孕。
4. 围绝经期综合征。

[常用药物分类及其代表药物]

1. 补气养血调经：乌鸡白凤丸、妇科调经片。
2. 补肾调经：六味地黄丸、嫦娥加丽丸。
3. 活血化瘀止血：益母草颗粒、康妇炎胶囊。
4. 舒肝理气调经：逍遥丸。
5. 温经散寒调经：艾附暖宫丸。

[联合用药方案（强效品种）]

1. 乌鸡白凤丸/当归调经颗粒＋归芪生血颗粒。
2. 嫦娥加丽丸＋六味地黄丸。

3. 康妇炎颗粒＋归芪生血颗粒。

4. 逍遥丸(颗粒)＋嫦娥加丽丸＋妇科调经片。

5. 艾附暖宫丸＋元胡止痛胶囊。

[常用强效品种卖点]

1. 归芪生血颗粒中药制剂：养血，活血，调经。

2. 乌鸡白凤丸补气养血：调经止带。

3. 逍遥丸：疏肝健脾，养血调经。

[常用药物的不良反应]

无明显不良反应。

[温馨提示](注意事项、配伍禁忌、药品最佳服用方法、最佳服用时间等)

1. 月经不调有周期性，服用需按疗程治疗，用补气养血、调理脾胃药物，宜饭前半小时服用，一个月经周期为一个疗程。经期期间停药。

2. 用药期间，饮食宜清淡，忌生冷油腻、辛辣食品，注意保暖等。

3. 生活规律，避免过度疲劳，保持良好的心情。

[营养保健]

天然维生素 E、大豆异黄酮。

三十七、阴道炎

[疾病名称] 阴道炎

[病因] 主要由念珠菌、阴道滴虫及性生活不洁等而引发感染；阴道菌群失调、乳酸杆菌减少而导致其他病原的大量繁殖；卵巢功能减退，雌激素水平降低而引起炎症。

[临床表现]

1. 念珠菌性阴道炎：分泌物呈豆腐渣样，外阴瘙痒，异味。

2. 滴虫性阴道炎：分泌物呈稀薄型、黄绿色泡沫状，外阴瘙痒。

3. 细菌性阴道炎：白带增多，有味，可伴有轻度的外阴瘙痒或烧灼感。

4. 老年性阴道炎：阴道分泌物增多，外阴有瘙痒或烧灼感。

[并发症] 宫颈炎、盆腔炎、附件炎等。

[常用药物分类及其代表药物]

1. 中成药口服：妇炎康片(软胶囊)、妇科千金胶囊、妇宝颗粒、除湿白带丸、黄藤素软胶囊、花红片。

2. 中成药外用：复方苦参洗剂、复方黄藤洗液、黄苦洗液、阴痒康洗剂、消糜阴道泡腾片、复方莪术油栓、克霉唑阴道泡腾片等。

3. 念珠菌性阴道炎：氟康唑胶囊。

4. 滴虫性阴道炎：奥硝唑分散片、甲硝唑片。

5. 其他妇科消炎药：盐酸左氧氟沙星、头孢类、阿奇霉素、罗红霉素等。

[联合用药方案(强效品种)]

1. 念珠菌性阴道炎：口服氟康唑胶囊＋外用。

2. 滴虫性阴道炎：口服替硝唑片＋妇炎康片＋外用。

3. 细菌性阴道炎：黄藤素软胶囊＋盐酸左氧氟沙星＋外用。

4. 老年性阴道炎：妇宝颗粒＋甲硝唑片＋外用。

[常用强效品种卖点]

1. 妇炎康片：纯中药制剂，薄膜衣片，药物浓度高，副作用少而且效果好。

2. 左氧氟沙星(属喹诺酮类抗生素)：对各种细菌引发的泌尿生殖道感染均有效。

[常用药物的不良反应]

1. 左氧氟沙星：恶心、呕吐、皮疹、厌食、肾毒性、肝毒性、光毒性反应等。

2. 甲硝唑类：头痛、恶心、呕吐、口干、金属味感等。

3. 氟康唑：不良反应发生率低，常见恶心、腹痛腹泻、皮疹等，严重可导致胎儿发育缺陷。

[温馨提示](注意事项、配伍禁忌、药品最佳服用方法、最佳服用时间等)

1. 氟康唑：孕妇禁用，最佳服用时间为饭后0.5～1小时。

2. 喹诺酮类：18岁以下禁用，孕妇禁用，肾功能损害者慎用。

3. 甲硝唑类：饭后半小时服用，不能长期大量使用，用药期间尽量不要饮酒和喝含酒精的饮料。

4. 注意个人卫生，保持外阴清洁干燥，内衣裤应经沸水消毒。

5. 治疗期间禁性交或使用避孕套，月经清洁避免坐浴，反复发作者其丈夫应同时治疗。

6. 饮食宜清淡，忌辛辣食物，稳定情绪，加强锻炼，提高机体免疫力。

[营养保健]

维生素C、蜂胶、大蒜素。

三十八、宫颈糜烂

[疾病名称] 宫颈糜烂

[病因]

1. 性生活过早，性伴侣过多。

2. 不洁性生活。

3. 人流次数过多。

4. 清洁过度。

[临床表现]

1. 急性：白带增多，色黄、质黏稠。呈脓性，伴腰痛，下腹不适。

2. 慢性：白带多，呈乳白色，黏液状或白带中夹有血丝或性交后出血，腰骶部疼痛，经期明显加重。

[并发症]

子宫内膜炎、盆腔炎、不孕、孕妇流产。

[常用药物分类及其代表药物]

1. 口服药物：抗宫炎片(胶囊)、阿奇霉素、左氧氟沙星、头孢克肟。

2. 外用栓剂：消糜阴道泡腾片、保妇康栓、宫颈炎康栓、消糜栓、复方莪术油栓。

3. 外用洗液：黄苦洗液、复方黄藤洗液、阴痒康洗剂、洁尔阴、黄柏洗液、妇炎洁。

[联合用药方案(强效品种)]

治疗原则：局部抗菌消炎为主。

治疗方案：口服抗生素＋外用栓剂＋外用洗剂。

强效方案：阿奇霉素/左氧氟沙星＋抗宫炎片/软胶囊＋复方莪术油栓/消糜阴道泡腾片＋黄苦洗液/复方黄藤洗液/阴痒康洗剂。

[常用强效品种卖点]

口服药＋外用疗效更显著。

阿奇霉素、左氧氟沙星头孢克肟、广谱抗生素：对生殖系统消炎效果好。

抗宫炎片：有清热利湿、祛瘀止痛、收敛止带的功效。

消糜阴道泡腾片：广谱消炎起效快，杀细菌、真菌、滴虫、病毒，迅速止痒，调节阴道内环境至健康状态，防复发。

复方莪术油栓：行气活血，生肌止痛。

[常用药物的不良反应]

阿奇霉素：(见抗生素的作用与不良反应说明书)。

左氧氟沙星：(见抗生素的作用与不良反应说明书)。

[温馨提示](注意事项、配伍禁忌、药品最佳服用方法、最佳服用时间等)

未婚女性不宜使用，孕妇及哺乳期妇女禁用；治疗期间忌辛辣、生冷、油腻食物，忌房事，避免重复感染(保持外阴清洁，夏季栓剂应放冰箱保存)。

[营养保健]

蛋白质粉、维生素 C 可增强抵抗力，蜂胶、大蒜油是天然抗生素，有辅助治疗作用。

三十九、盆腔炎

[疾病名称] 盆腔炎

[病因] 感染性传播疾病，产后感染、宫腔内手术感染、妇科炎症等。

[临床表现]

下腹痛伴发热，白带量多，色黄，呈脓性。可伴乏力、腰痛、月经失调。病情严重者可见高热、寒战、疼痛、食欲不振。

[并发症]

月经不调、异位妊娠、不孕症、盆腔积液；可并发慢性腹膜炎、败血症；甚至中毒性休克。

[常用药物分类及其代表药物]

1. 抗生素：喹诺酮类(盐酸左氧氟沙星)、大环内酯类(阿奇霉素)等。

2. 中成药：妇炎康片(软胶囊)、妇科千金片、妇宝颗粒、抗宫炎软胶囊、除湿白带丸等。

[联合用药方案(强效品种)]

治疗方案：

1. 妇炎康片＋甲硝唑＋盐酸左氧氟沙星/阿奇霉素片；

2. 妇宝颗粒＋盐酸左氧氟沙星/阿奇霉素片＋妇科外用。

[常用强效品种卖点]

左氧氟沙星具有抗菌普遍广泛、抗菌作用强的特点；对淋病奈瑟菌、沙眼衣原体有良好的抗菌作用。妇炎康片纯中药配方，无副作用。

[常用药物的不良反应]

左氧氟沙星、阿奇霉素：见抗菌素不良反应及注意事项说明书。

[温馨提示]（注意事项、配伍禁忌、药品最佳服用时间等）

1. 左氧氟沙星用药前先询问药物过敏史，最好空腹服用，避免阳光照射。

2. 服药期间忌辛辣刺激饮食，以易消化而富有营养的食物为主，补充水分。

3. 注意个人卫生，保持外阴清洁，避免阴道炎，减少盆腔炎的发生。

[营养保健]

天然维生素C、大蒜素、蛋白质粉、蜂胶、氨基酸。

四十、附件炎

[疾病名称] 附件炎

[病因] 附件炎是致病微生物侵入生殖器官后引起输卵管、卵巢感染的常见疾病。

[临床表现]

1. 急性附件炎的症状以急性下腹痛为主，伴有发热。

2. 慢性附件炎有下腹部坠胀、疼痛及腰骶酸痛等症状，时轻时重，并伴有白带增多、腰疼、月经失调等，在经期或劳累后加重。

[并发症] 女性不孕。

[常用药物分类及其代表药物]

1. 口服中成药：妇炎康软胶囊、妇科千金胶囊、妇炎康片、金刚藤糖浆。

2. 西药抗菌消炎：左氧氟沙星、阿奇霉素、奥硝唑。

3. 外用栓剂：盆炎清栓。

[联合用药方案(强效品种)]

治疗原则：西药抗菌消炎＋中药对症治疗＋外用栓剂。

治疗方案：左氧氟沙星/阿奇霉素/奥硝唑＋妇炎康软胶囊/片/妇科千金胶囊＋盆炎清栓。

[常用强效品种卖点]

左氧氟沙星：对生殖系统的厌氧菌感染与奥硝唑联合用药效果好。

奥硝唑：用于厌氧菌感染效果好。

阿奇霉素：一天一片，服用方便。

妇炎康软胶囊：活血化瘀，清热利湿，消炎止痛。

妇科千金胶囊：清热除湿，补益气血。

[温馨提示]（注意事项、配伍禁忌、药品最佳服用方法、最佳服用时间等）

左氧氟沙星：（见抗生素的作用及不良反应说明书）。

奥硝唑：（见抗生素的作用及不良反应说明书）。

阿奇霉素：（见抗生素的作用及不良反应说明书）。

栓剂在高温下受热易融化变形，宜置冰箱内冷藏保存。

[营养保健]

蜂胶、大蒜油是天然抗生素，有辅助治疗作用。

四十一、乳腺增生

[疾病名称]乳腺增生

[病因]

1. 内分泌失调。

2. 精神因素。

3. 不良生活习惯或人为因素(人工流产、不哺乳、性生活失调等)。

4. 长期服用含雌激素的保健品、避孕药。

[临床表现]

乳房疼痛、乳房肿块、乳头溢液、月经失调、情志改变。

[并发症]

有癌变可能，经期紊乱。

[常用药物分类及其代表药物]

1. 疏肝解郁类：逍遥丸(颗粒)、乳癖消片(胶囊)。

2. 消肿散结类：乳核内消液、乳安片、消乳散结胶囊、夏枯草颗粒、小金丸。

[联合用药方案(强效品种)]

治疗原则：疏肝解郁、软坚散结为主。

治疗方案：

1. 乳核内消液/乳安片/小金片＋逍遥丸(颗粒)。

2. 乳核内消液/逍遥丸(颗粒)。

3. 乳癖消片＋夏枯草颗粒＋逍遥丸(颗粒)。

[常用强效品种卖点]

乳核内消液：不光是治疗乳腺增生有效，对乳腺肿瘤也有一定效果。

逍遥丸：疏肝调经，对乳腺增生引起的月经不调、心情烦躁有很好的疗效。

乳癖消片：对缓解乳腺肿胀疼痛、消除乳腺结块、调节内分泌效果明显。

[常用药物的不良反应]

无明显不良反应。

[温馨提示](注意事项、配伍禁忌、药品最佳服用方法、药品最佳服用时间等)

1. 保持愉快的心情，劳逸结合，禁止滥用避孕药、含雌激素的保健品，饮食清淡，多吃蔬菜、水果，少吃油炸食品、动物脂肪。

2. 第一次用药在月经前10～15天开始服用。

3. 孕妇慎用；忌食辛辣、油腻食物。

[营养保健]

大蒜油防癌抗癌，玫瑰花活血化瘀，调节内分泌，维生素E调节内分泌，促进体内激素恢复正常。

四十二、子宫肌瘤

[疾病名称] 子宫肌瘤

[病因]

子宫肌瘤确切病因不明，可能与体内雌激素水平过高、长期受雌激素刺激有关。

[临床表现]

1. 经量增多及经期延长。
2. 下腹包块。
3. 白带增多。
4. 腹痛、腰痛、下腹坠胀。
5. 尿频、排尿障碍、尿潴留。
6. 不孕。
7. 继发性贫血。

[并发症]

1. 感染。
2. 不规则出血及发烧。

[常用药物分类及其代表药物]

1. 雄激素：丙酸睾酮。
2. 拮抗孕激素药物：米非司酮。
3. 辅助治疗中成药：桂枝茯苓胶囊。

[联合用药方案(强效品种)]

1. 无症状的小的子宫肌瘤一般不需要治疗，特别是绝经期妇女。
2. 绝经后子宫肌瘤多可逐渐萎缩甚至消失，大的子宫肌瘤建议到医院手术。
3. 桂枝茯苓胶囊可作为辅助治疗。

[常用强效品种卖点]

丙酸睾酮通过抑制促性腺激素的分泌，降低雌激素至绝经后水平，借以缓解症状并抑制肌瘤生长使其萎缩。

[常用药物的不良反应]

丙酸睾酮：长期大量应用可引起性功能紊乱(不能长期服用)。

米非司酮：部分轻度恶心、呕吐、眩晕、乏力和下腹痛，肛门坠胀感和子宫出血；个别可出现皮疹(不能长期服用)。

[温馨提示](注意事项、配伍禁忌、药品最佳服用方法、药品最佳服用时间等)

1. 保持愉快的心情，劳逸结合，禁止滥用避孕药、含雌激素的保健品，饮食清淡，多吃蔬菜、水果，少吃油炸食品、动物脂肪。

2. 孕妇慎用；忌食辛辣、油腻食物(定期复查；做好避孕工作；低脂肪饮食为主)。

四十三、更年期

[疾病名称] 更年期

[病因] 由于卵巢功能减退，垂体功能亢进，分泌过多的促性腺激素，引起植物神经功能紊乱，从而出现一系列程度不同的症状。

[临床表现]

月经紊乱；阵发性潮热、出汗、伴头晕、头痛、心悸、胸闷；思想不集中、失眠、多虑；乳房下垂、萎缩、尿频、尿失禁；骨质疏松、腰背痛、易骨折。

[并发症]

性欲减退、生殖器萎缩、高血压、冠心病等。

[常用药物分类及其代表药物]

滋阴清热：知柏地黄丸、金匮肾气丸、更年安片、谷维素、维生素 B_1 等。

补肾调经：嫦娥加丽丸。

雌激素类药物：大豆异黄酮钙软胶囊、婷好青春胶囊。

[联合用药方案(强效品种)]

1. 大豆异黄酮钙软胶囊＋知柏地黄丸＋谷维素、维生素 B_1。
2. 婷好青春胶囊＋葡萄糖酸钙咀嚼片。
3. 嫦娥加丽丸＋补肾益寿胶囊。
4. 更年安＋六味地黄丸。

[常用强效品种卖点]

嫦娥加丽丸：补气养血调经，纯中药制剂，还可治疗不孕不育。

[常用药物的不良反应] 尚不明确。

[温馨提示](注意事项、配伍禁忌、药品最佳服用方法、最佳服用时间等)

1. 更年安不宜长期服用，服用 2 周后症状未缓解应咨询医生，饭后半小时服用，感冒期间忌服，忌辛辣、生冷、油腻食品。
2. 注意休息，避免劳累，清淡低脂低盐饮食，多吃蔬菜水果，保持心情舒畅。
3. 家人给予精神安慰和思想开导，有助疾病恢复。

[营养保健]

钙剂：葡萄糖酸钙咀嚼片(更年期钙流失多，补充钙剂可预防骨质疏松)。

四十四、尿路感染

[疾病名称] 尿路感染

[病因] 尿路感染是指尿路内有大量的细菌繁殖，而引起尿道的炎症反应。

[临床表现]

1. 尿路感染的症状：尿频、尿急、尿痛是尿路感染的主要症状，临床上称为尿路刺激征，尿路感染患者大部分会出现尿路刺激征。
2. 尿液异常：尿路感染可引起尿液的异常改变，有细菌尿、脓尿、血尿。

3．腰痛。

[并发症]

膀胱炎、前列腺炎和肾盂肾炎等疾病。

[常用药物分类及其代表药物]

1．清热利尿：热淋清片、尿感宁颗粒、三金片、荡涤灵颗粒、八正合剂。

2．抗菌消炎：阿奇霉素、阿莫西林、头孢克肟胶囊、司帕沙星。

[联合用药方案(强效品种)]

治疗方案：

1．阿奇霉素＋荡涤灵颗粒/热淋清片。

2．头孢克肟胶囊＋八正合剂/三金片。

[常用强效品种卖点]

阿奇霉素每天一次每次一颗，服用方便；荡涤灵颗粒、八正合剂纯中药制剂，用药安全，副作用小，标本兼治，疗效好。

[常用药物的不良反应]

阿奇霉素、头孢克肟胶囊：见抗菌素不良反应及注意事项说明书。

[温馨提示](注意事项、配伍禁忌、药品最佳服用方法、药品最佳时间等)

忌辛辣、饮酒、劳累、多饮水。

[营养保健]

蜂胶、大蒜素、蛋白粉、大豆异黄酮(老年女性)、

四十五、前列腺增生

[疾病名称] 前列腺增生

[病因] 前列腺增生是老年男性常见疾病，其病因是由于前列腺的逐渐增大对尿道及膀胱出口产生压迫作用。

[临床表现]

1．尿频急：早期症状最突出的是尿频、尿急，以夜间最突出。发生尿频的原因系由于膀胱颈部充血，残余尿中轻度感染，刺激膀胱口部所致。

2．排尿困难：开始表现为排尿等待及排尿无力，继而尿流变细、中断。

3．血尿：主要由膀胱炎症及合并结石时出现。常为镜下血尿。

4．性功能障碍。

[并发症]

泌尿系统感染、膀胱结石和血尿。

[常用药物分类及其代表药物]

1．中成药：前列舒乐胶囊、普乐安片、前列通片。

2．西药：非那雄胺片、盐酸坦洛新缓释胶囊。

3．改善排尿症状：哈乐、马沙尼、尿塞通片。

4．抗菌消炎：阿奇霉素、司帕沙星等。

[联合用药方案(强效品种)]

治疗原则：对症治疗＋改善排尿症状药物＋抗菌消炎药。

1. 阿奇霉素＋普乐安片＋非那雄胺片。

2. 司帕沙星＋马沙尼/尿塞通片＋盐酸坦洛新缓释胶囊。

[常用强效品种卖点]

阿奇霉素：一天一次，服用方便。

[常用药物的不良反应]

非那雄胺片对性功能有影响，服用半年内不能计划生育小孩，一般只推荐中老年患者。

阿奇霉素、司帕沙星：见抗菌素不良反应及注意事项说明书。

[温馨提示]（药品最佳服用方法、最佳服用时间等）

多喝水，忌烟酒，多吃蔬菜和含番茄红素高的水果，多运动，不久坐和长期骑车。

[营养保健] 番茄胶囊、天然维生素 C

四十六、皮炎

[疾病名称] 皮炎

[病因]

1. 人体接触某种过敏原或刺激性物质。

2. 大脑皮层兴奋与抑制功能失调。

3. 内分泌失调。

4. 日光诱发的一种变态性反应。

5. 遗传所致自身免疫缺陷。

6. 蚊虫叮咬、药物性皮炎、念珠菌感染。

[临床表现]

1. 接触性皮炎：红斑、水疱、大疱甚至坏死等，病程有自限性。

2. 神经性皮炎：瘙痒和苔藓样变为特征的慢性皮肤病，常反复发作，夜晚尤甚。常年不愈，愈后易复发。好发于颈、项、膝、肘、骶等部位。

3. 脂溢性皮炎：多发生在面部、头皮、胸部、褶皱部。主要临床表现为红色斑片、油性鳞屑。多见于 30 岁至 50 岁，尤其是肥胖的中年人，与体质有关。

4. 日光性皮炎：俗称晒斑，一般在暴晒后数小时内于暴晒部位出现皮肤红肿，皮损部位有烧灼感、痒感或刺痛。

5. 疱疹样皮炎：皮肤以发生红斑、丘疹、风团、水泡等多样性皮损为特征表现，多发于中年男性，大多数患者对碘剂、牛乳饮食过敏。

6. 念珠菌性皮炎：多发于皮肤褶皱部，皮疹多呈局部皮肤潮红，轻度肿胀，表面可糜烂，分泌物有异臭味，有时也可呈干燥、脱屑。

7. 药物性皮炎：瘙痒、丘疹。

8. 蚊虫叮咬型皮炎：瘙痒、丘疹，严重者红肿。

9. 激素依赖性皮炎：停药后出现瘙痒、灼热感、红斑、丘疹、紫癜、痤疮、色素沉着、多毛、不易辨认的癣、鱼鳞样病变等。

[并发症]

糜烂、化脓、局部感染或全身感染。

[常用药物分类及其代表药物]

1. 伴真菌感染：曲安奈德益康唑乳膏。

2. 湿疹、神经性皮炎、异位性皮炎及皮肤瘙痒症：糠酸莫米松乳膏。

3. 神经性皮炎、过敏性皮炎：复方樟脑乳膏。

4. 湿疹、接触性皮炎、脂溢性皮炎、神经性皮炎、日光性皮炎：丁酸氢化可的松乳膏、复方吲哚美辛酊。

[联合用药方案(强效品种)]

1. 曲安奈德益康唑乳膏＋左西替利嗪片。

2. 复方樟脑乳膏＋丁酸氢化可的松乳膏。

3. 糠酸莫米松乳膏＋丹皮酚软膏＋B族维生素。

4. 盐酸特比萘芬乳膏＋B族维生素。

[常用强效品种卖点]

曲安奈德益康唑乳膏具有抗炎、止痒及抗过敏的作用。起效快，疗效好，对皮肤无刺激，无依赖。

[常用药物的不良反应]

长期使用激素药会形成依赖，造成不良后果。

[温馨提示](药品最佳服用方法、最佳服用时间等)

禁食海鲜、辛辣的食物；禁烟酒；保持心情愉快，休息良好；保持皮肤干净。

[营养保健]

B族维生素。

四十七、湿疹

[疾病名称] 湿疹

[病因]

体内因素：过敏性体质、皮肤干燥、过度疲劳、精神紧张、内分泌或消化道紊乱等。

外界因素：如化学制剂、化妆品、花粉、居住环境、饮食等。

[临床表现]

湿疹是一种常见的过敏性、炎症性皮肤病，以皮疹多样性、对称分布、剧烈瘙痒、反复发作、易演变成慢性为特征，可发生于任何年龄、任何部位、任何季节，但常在冬季以后复发或加剧。

[并发症]

金黄色葡萄球菌皮肤感染：亚急性湿疹、慢性湿疹。

[常用药物分类及其代表药物]

1. 抗组胺类：氯雷他定、左西替利嗪、扑尔敏。

2. 激素类：地塞米松、醋酸泼尼松。

3. 中成药：百癣夏塔热片、荨麻疹丸。

4. 外用药膏：复方樟脑乳膏、糠酸莫米松乳膏。

[联合用药方案(强效品种)]

1. 左西替利嗪片＋百癣夏塔热片＋糠酸莫米松乳膏＋多种维生素。

2. 氯雷他定＋荨麻疹丸＋复方樟脑乳膏。

[常用强效品种卖点]

1. 左西替利嗪片：副作用较小，不嗜睡；西药起效快，作用时间长达24小时。

2. 百癣夏塔热片：清热燥湿，用于湿疹瘙痒，中成药无毒副作用。

3. 糠酸莫米松乳膏：每天一次，使用方便。

[常用药物的不良反应]

抗组胺类药物：第一代扑尔敏有较强的中枢神经抑制作用，会引起乏力、头昏、嗜睡；第二代特非那定、阿司咪唑有明显的心脏毒性；第三代左西替利嗪，副作用较小。

[温馨提示](药品最佳服用方法、最佳服用时间等)

1. 避免外界各种刺激，不抓、不挠、不烫、不用肥皂擦洗。

2. 湿疹患者应避免喝酒和咖啡，忌食辛辣刺激与油炸食品，食物应以清淡为主，少加盐和糖。

3. 长期或短时间大剂量激素药物治疗会导致免疫失调(肥胖、月经紊乱、骨质疏松)。

[营养保健]

多种维生素片、维生素C。

四十八、癣症

[疾病名称] 癣症

[病因] 外感湿、热、虫、毒等，感染浅部真菌。

[临床表现]

癣症是指皮肤增厚，伴有鳞屑或有渗液的皮肤病。属于传染性的皮肤疾病。癣患处经常出现在出汗较多的地方，如脚部、大腿内侧等。

常见的是手癣、足癣等。

手癣：掌心或指缝水疱，或掌部皮肤角化脱屑，水疱多透明如晶，瘙痒难受。

足癣：发病季节明显，夏秋病重，以皮下水疱、趾间浸渍糜烂、角化过度、脱屑等为特征。

[并发症]

继发细菌感染，伴发热等全身症状。

[常用药物分类及代表药物]

1. 口服抗真菌药：氟康唑，伊曲康唑胶囊。

2. 外用药：盐酸特比萘芬凝胶、达克宁散剂、达克宁喷雾剂。

3. 抗组胺药减轻瘙痒：氯雷他定，左西替利嗪。

4. 可搭配服用大蒜油消炎杀菌，增强免疫力。

[联合用药方案(强效品种)]

治疗原则：口服抗真菌药＋外用抗真菌药＋抗组胺药。

治疗方案：

1. 氟康唑＋盐酸特比萘芬凝胶＋达克宁散剂(撒在鞋内)。

2. 伊曲康唑胶囊＋金达克宁＋左西替利嗪(氯雷他定)。

[常用强效品种卖点]

金达克宁：大品牌，显效快。

[常用药物的不良反应]

特比萘芬：偶见皮肤刺激如烧灼感，或过敏反应如皮疹、瘙痒等。

氟康唑：主要有消化道反应，恶心呕吐，腹痛或腹泻等，还可引起肝损害，常表现为转氨酶活性增高(可以加保肝药：护肝片)。

[温馨提示](药品最佳服用方法、最佳服用时间等)

1. 盐酸特比萘芬凝胶一天2次，体股癣连续使用2～4周，手足癣、花斑癣连续用药4～6周。

2. 氟康唑：每次150 mg，每周口服一次，持续4周，症状缓解后至少持续2周。

3. 癣病最好不要抓挠，以免抓破后引起继发感染和自身的传染。

4. 饮食清淡，忌食辛辣刺激性食物。

5. 足癣患者夏天尽量不穿胶鞋、旅游鞋，多穿布鞋或凉鞋等透气性好的鞋子。

6. 抗真菌药服用期间需定期监测肝功能，不能长期服用。

[营养保健]

大蒜油(杀菌、增强免疫力)。

四十九、荨麻疹

[疾病名称] 荨麻疹

[病因]

1. 食物：如鱼、虾、蛋类，奶类最常见。

2. 药物。

3. 感染：各种感染因素均可引起本病。最常见的是引起上感的病毒和金黄色葡萄球菌。

4. 吸入物：花粉、灰尘、动物皮屑、烟雾、羽毛、真菌孢子、挥发性化学品(如甲醛、丙烯醛、除虫菊、化妆品等)和其他经空气传播的过敏原等。

5. 物理因素：冷热刺激等。

6. 精神因素：遗传因素等。

[临床表现]

临床表现为大小不等的风疹块损害，骤然发生，迅速消退，瘙痒剧烈，愈后不留任何痕迹。可出现于任何部位的皮肤、黏膜，风疹块引起剧痒、针刺或灼热感。

[并发症]

急性发作，全身瘙痒风团皮疹，可伴高烧，严重者可引起血压下降甚至休克。喉头水肿发生窒息而危及生命。

[常用药物分类及代表药物]

1. 抗组织胺药：盐酸左西替利嗪片(迪皿)、氯雷他定片、盐酸赛庚啶片。

2. 类固醇激素：糠酸莫米松乳膏(强的松片、醋酸地塞米松片)＋维生素C。

3. 中成药：丹皮酚软膏(荨麻疹丸)。

4. 其他：钙剂可用于急性荨麻疹,还可适当补充维生素C,可降低血管通透性,减轻风团症状。

[联合用药方案(强效品种)]

治疗方案：

1. 盐酸左西替利嗪片＋太极钙＋维生素C＋丹皮酚软膏。

2. 氯雷他定＋太极钙＋维生素C＋丹皮酚软膏。

[常用强效品种卖点]

盐酸左西替利嗪片：一天一片,口服方便。

丹皮酚：属于中成药类,副作用小。

[常用药物的不良反应]

左西替利嗪不良反应轻微,较少引起嗜睡、口干、头痛、乏力等;避免与镇静剂同服;酒后避免服用。

[温馨提示](药品最佳服用方法、最佳服用时间等)

1. 长时间或大剂量外用皮质激素类药物,会形成依赖性,最常见的是用药后病情好转,一旦停药后用药部位原发病变加重。

2. 驾车、高空作业等人员慎用抗组胺药联合用药方案(强效品种)。

3. 一般容易引起过敏的食物有：含高蛋白类的一些食品。

4. 患者平时要注意观察过敏原,如发现对某种食物或药物过敏时,应立即停用,对可疑致敏原应尽量避免接触。

5. 饮食宜清淡,忌鱼、虾、蟹、羊肉、酒类等辛辣刺激食物。

6. 剪短指甲,勿用力搔抓,否则可引起皮损显著增多,瘙痒剧烈。

7. 保持大便通畅,便秘者可服果导片2片,每日2～3次番泻叶颗粒适量开水冲饮。

8. 室内应保持清洁、干燥,禁放花卉,也不应该喷洒来苏水、敌敌畏等化学物品,以免致敏。

[营养保健]

维生素C、钙剂、葡萄籽。

五十、痤疮

[疾病名称] 痤疮

[病因]

本病与雄性激素分泌旺盛,皮脂腺增大,皮脂分泌增多,毛囊、皮脂腺导管角化过度,炎性介质及炎症有关。

主要诱因：

(1) 环境过敏性粉刺。

(2) 压力表现性粉刺。

(3) 荷尔蒙反应性粉刺。

[临床表现]

1. 皮肤损害：

(1) 粉刺；

(2) 炎性丘疹；

(3) 脓疱疮；

(4) 结节；

(5) 囊肿；

(6) 色素沉着或瘢痕。

2. 发病体征：好发于面部，尤其是前额、双颊，也可见于上胸部、背部肩胛间区和肩部。呈对称分布，在鼻部及眼眶周围多不会出现。

[并发症] 囊肿。

[常用药物分类及其代表药物]

1. 外用药：维A酸乳膏、克林霉素甲硝唑搽剂、痘凋零。

2. 清热解毒：百癣夏塔热片、皮肤病血毒丸、湿毒清片、清热暗疮片等。

3. 抗过敏药物：氯雷他定咀嚼片、强的松、盐酸左西替利嗪片。

4. 抗感染药：阿奇霉素片、罗红霉素、头孢克肟胶囊等，还可口服维胺酯胶囊。日常可适当补充维生素E、葡萄糖酸锌口服液，具有抗氧化、促进皮肤新陈代谢、加快皮肤愈合的功效。

[联合用药方案(强效品种)]

1. 维A酸乳膏+阿奇霉素片+祛痘搽剂。

2. 皮肤病血毒丸+罗红霉素+祛痘搽剂。

3. 百癣夏塔热片(一清颗粒)+头孢克肟胶囊。

[常用强效品种卖点]

维A酸乳膏：专攻痤疮，效果显著。

百癣夏塔热片、一清颗粒：专治痤疮，对症下药，效果显著。

[常用药物的不良反应]

抗感染药：见抗生素不良反应及注意事项说明书。

[温馨提示](药品最佳服用方法、最佳服用时间等)

1. 日光可加重维A酸对皮肤的刺激，导致维A酸分解，因此，本品最宜在晚间及睡前使用，避免日晒。

2. 痤疮患者饮食应清淡，忌多脂及辛辣刺激食物，避免饮酒，宜多饮水，避免大便秘结。多吃富含纤维素的水果、蔬菜，但易上火的热带水果要少吃，如芒果、荔枝等。不吃引起痤疮的药物，减少接触诱发痤疮的因素(例如矿物油)。不用手挤压损害处以及正确使用药物等。多吃含维生素A、B_2、B_6 及含锌丰富的食物。

[营养保健]

维生素E、葡萄糖酸锌口服液(补锌)、芦荟软胶囊(润肠通便)、葡萄籽软胶囊(强抗氧化能力)。

五十一、烫伤

[疾病名称] 烫伤

[病因] 由高温液体(如沸水、热油)、高温固体(烧热的金属等)或高温蒸气等所致损伤。

[临床表现]

一度烫伤(红斑性):只损伤皮肤表层,局部轻度红肿,无水泡,疼痛明显。应立即脱去衣袜,将创面放入冷水中浸洗半小时,再用麻油、菜油涂擦创面。

二度烫伤(水泡性):损伤到真皮,局部红肿、剧痛,有大小不等水泡,大水泡可用消毒针刺破水泡边缘放水,涂上烫伤膏后包扎,松紧要适度。

三度烫伤(焦痂性):皮肤痛感消失,无弹性,干燥,无水泡;如皮革状,蜡白、焦黄或碳化;拔毛不痛,无正常毛根解剖结构。数日后,可出现粗大树枝状栓塞血管。

[并发症]

破伤风、败血症、全身感染等。

[常用药物分类及其代表药物]

1. 清洗、消毒药:无菌生理盐水(用于清洗创面)。

2. 保护、收敛,消肿止痛药:各种烫伤膏、油、酊,如烧伤肤康液、创灼膏、美宝湿润烧伤膏等。

3. 抗感染药:抗皮肤及软组织感染类抗生素,如阿奇霉素片、头孢克肟胶囊等。

[联合用药方案(强效品种)]

治疗原则:口服抗感染药+外用烫伤膏。

治疗方案:

1. 烧伤肤康液+阿奇霉素片+维生素 C。

2. 创灼膏+头孢克肟胶囊+维生素 C。

[常用强效品种卖点]

1. 烧伤肤康液:抑菌、收敛(清热解毒、收敛止痛),促进创面快速愈合。

2. 头孢克肟胶囊:广谱抗菌、强效。

[常用药物的不良反应]

外用膏、酊、油剂会引起过敏、瘙痒;抗皮肤及软组织感染类抗生素不良反应,应详见其说明书,使用抗生素之前仔细询问过敏史。

[温馨提示](药品最佳服用方法、最佳服用时间等)

1. 深二度及三度烫伤出现发烧、化脓、疼痛加剧情况,应送医院处理。

2. 烫伤后应及时降温处理,清洁创面,涂搽烫伤药膏,口服消炎药。

3. 静养,少活动,防止出汗过多。

[营养保健]

氨基酸、蛋白质粉、胶原蛋白、维生素 C(增强抵抗力,促进受损皮肤恢复;修复、淡化疤痕)。

五十二、痱子

［疾病名称］痱子

［病因］因汗出不畅，以皮肤出现针头大小红疹或小疱、灼热瘙痒为主要表现的皮肤疾病。

［临床表现］

因汗液在表皮内稍深处溢出而成。临床上较为常见，任何年龄均可发生。好发于手背、肘窝、颈、胸、背、腹部、乳房下以及小儿头面部、臀部，为圆而尖形的、针头大小密集的丘疹或丘疱疹，有轻度红晕。皮疹常成批出现，自觉轻微烧灼及刺痒感。皮疹消退后有轻度脱屑。

［并发症］

过度搔抓可致继发感染，发生毛囊炎、疖或脓肿。

［常用药物分类及其代表药物］

外搽：热痱水。

外洗：十滴水。

内服：一清颗粒。

［联合用药方案（强效品种）］

治疗原则：外洗＋外搽＋内服。

治疗方案：藿香正气液（十滴水）＋热痱水＋一清颗粒。

［常用强效品种卖点］

一清颗粒清热解毒：用于火毒血热，疗效显著。

［常用药物的不良反应］

中成药，副作用小。服药期间忌食辛辣刺激性食物。

［温馨提示］（药品最佳服用方法、最佳服用时间等）

1. 一清颗粒一天 2 次，每次一袋。

2. 在洗澡之后将半桶水加少许盐或十滴水少许，然后用纱布蘸点盐水或十滴水，轻拍长痱子的地方，最后再用温水清洗干净，这样每天一次，很快痱子就会痊愈了。平时注意皮肤清洁，勤洗澡，保持皮肤干燥，清洗后扑撒痱子粉可预防痱子发生。

［营养保健］

维生素 C。

五十三、疥疮

［疾病名称］疥疮

［病因］疥疮是由于疥虫（或称疥螨）感染皮肤引起的皮肤病。疥虫寄生于皮肤中，挖掘“隧道”中产生机械刺激，及其分泌物和排泄物引起过敏反应，导致感染者皮肤剧烈刺痒，夜间尤甚（因疥虫在晚间活动力较强）。本病多发生于冬季，病程长短不一，有的可迁延数月。

［临床表现］

疥疮在夜间可发生阵发性剧烈瘙痒。初期患者，手缝可见疥虫掘的隧道，长 2～4 mm，呈灰褐色不规则曲线。这是疥虫钻行的痕迹。皮疹好发于皮肤薄嫩的地方，尤其是在手指缝、小腹部、乳房、腋窝、腹股沟、阴部等部位。皮损主要为粟米大小的丘疹或丘疱疹。长时间没有治疗好可在阴囊、阴茎、阴唇、腹股沟等处发生黄豆大小的淡红色结节，也就是疥疮结节。这种结节往往经久不消，常伴有剧烈瘙痒。

[并发症]

继发皮肤感染。

[常用药物分类及其代表药物]

外用药物：10%硫磺软膏(儿童为5%硫磺软膏)。

[联合用药方案(强效品种)]

硫磺软膏。

[常用强效品种卖点]

硫磺软膏：价格便宜，经济又实惠。

[常用药物的不良反应]

注意药物不要触及口腔及黏膜部位。

[温馨提示](药品最佳服用方法、最佳服用时间等)

用法如下：先用温热的水洗澡，之后换上干净的衣裤；再涂抹5%～10%硫磺软膏(从颈部以下涂遍全身，包括手缝、脚心、乳房腋窝下、大腿根部、肛门及外生殖器等部位都要涂抹均匀，所有部位均需涂遍；有皮疹的部位重点涂抹，并按摩)，每日需要1～2次，连续3～5天。第5天后洗澡，换上清洁衣裤，连续治疗2～3个疗程，治疗后1～2周内如有新疹发生需重复治疗。需要注意在用药期间为了充分保持药效，更好杀灭疥虫，涂药期间应不洗澡，不换衣服，保证皮肤及衣物上沾的药物能够充分发挥杀虫作用。另外，患者换下的衣裤、被单、枕巾等需要煮沸消毒，被褥等无法煮沸的物品可在太阳下曝晒消毒，也可用密闭的大塑料口袋密封暂时贮存起来，等2～3周后疥虫饿死才能够继续使用。

五十四、骨质疏松

[疾病名称] 骨质疏松

[病因]

1. 西医原发性与继发性

原发性又分为绝经后骨质疏松(称原发Ⅰ型)和老年性骨质疏松(称原发Ⅱ型)。

继发性骨质疏松与内分泌性、妊娠、哺乳、营养性、遗传性、肝肾病、药物、吸收不良等原因有关。

2. 中医属肝肾阴虚证

[临床表现]

大部分患者早期无明显症状，随病情发展出现局限性疼痛、畸形和骨折。

1. 疼痛：为骨质疏松症最常见的症状，多见于脊柱胸段及下腰段，占疼痛患者中的70%～80%，其次见于肩背、颈部、腕踝部。疼痛程度与骨质疏松程度成正比。疼痛沿脊柱向两侧扩散，仰卧或坐位时疼痛减轻，直立时后伸或久立、久坐时疼痛加剧，日间疼痛轻，夜间和清晨醒来时加重，弯腰、肌肉运动、咳嗽、大便用力时加重。一般骨量丢失12%以上时即可出现骨痛。

2. 身长缩短、驼背：多在疼痛后出现。脊椎椎体前部几乎多为松质骨组成，而且此部位是身体的支柱，负重量大，尤其第 11、12 胸椎及第 3 腰椎，负荷量更大，容易压缩变形，使脊椎前倾，背曲加剧，形成驼背，随着年龄增长，骨质疏松加重，驼背曲度加大，致使膝关节挛拘显著。人体有 24 节椎体，正常人每一椎体高度约 2 cm，老年人骨质疏松时椎体压缩，每椎体缩短 2 mm 左右，身长平均缩短 3～6 cm。

3. 骨折：是最常见和最严重的并发症。骨密度测量：骨密度降低。

[并发症]

各部位骨折。骨折可引起或加重心脑血管并发症，导致肺部感染和褥疮等多种并发症。

[常用药物分类及其代表药物]

1. 骨吸收抑制剂以较少骨量丢失：如雌激素、钙制剂等。

2. 雌激素：雌二醇、己烯雌酚、倍美力、利维爱、妈富隆等。

3. 降钙素：阿法骨化醇、降钙素。

4. 钙制剂骨矿化促进剂：无机钙——氯化钙、碳酸钙；有机钙——葡萄糖酸钙、乳酸钙、门冬氨酸钙等。

5. 双磷酸盐：阿伦磷酸钠、氯甲双磷酸二钠。

6. 以滋补肾阴、温补肾阳、益肝健脾作用的药品为主：仙灵骨葆等。

[联合用药方案(强效品种)]

治疗方案：

1. 原发性Ⅰ型：仙灵骨葆/六味地黄丸＋雌二醇/己烯雌酚＋阿法骨化醇＋太极钙＋保健品(大豆异黄酮)＋骨质增生贴。

2. 原发性Ⅱ型：仙灵骨葆/抗骨增生片＋阿法骨化醇＋太极钙＋保健品(海狗油)＋骨质增生贴。

[常用强效品种卖点]

太极钙：味道好；有机钙：吸收好。

[温馨提示](注意事项、配伍禁忌、药品最佳服用方法、最佳服用时间等)

1. 阿法骨化醇：偶有过敏、皮疹反应。

2. 调节饮食，补充含钙高及维生素 C 的食物。

3. 适当运动，避免负重或颠簸。

4. 每年检查一次骨密度。

[营养保健]

太极钙、大豆异黄酮、蛋白质多种维生素、蛋白粉。

五十五、腰椎间盘突出

[疾病名称] 腰椎间盘突出

[病因] 外伤，退变，过度劳累，重体力劳动。中医：气滞血瘀、风寒湿等。

[临床表现]

腰部疼痛，下肢放射性腰脊柱侧弯，腰部活动障碍，肢体麻木，肢体发冷、发凉，肌肉麻痹等。

[并发症]

腰间盘狭窄、坐骨神经痛、下肢瘫痪、大小便失禁。

[常用药物分类及其代表药物]

1. 镇痛抗炎药：双氯芬酸钠缓释胶囊(片)、布洛芬缓释片等。

2. 中成药：强力天麻杜仲丸、穿龙骨刺片、腰痛片、腰痛丸。

3. 外用搽药：布洛芬乳膏、双氯芬酸钾凝胶、骨友灵擦剂、伤科活血酊、南洋理通(麝香祛痛气雾剂)、骨痛灵酊等。

4. 外用膏药：腰椎间盘贴、奇正消痛贴、通络祛痛膏、消炎镇痛膏、多克自热炎痛贴等。

5. 牵引治疗：仪器治疗。

6. 推拿按摩治疗。

[联合用药方案(强效品种)]

治疗原则：解热镇痛药＋中成药活血化瘀药＋外用搽剂＋牵引治疗。

治疗方案：穿龙骨刺片/腰痛丸/散痛舒片＋双氯芬酸钠胶囊/布洛芬缓释片＋双氯芬酸钾凝胶/南洋理通(麝香祛痛气雾剂)/骨友灵擦剂/布洛芬乳膏/骨痛灵酊＋钙加维生素D软胶囊＋关节活素/氨基葡萄糖硫酸软骨素钙胶囊。

[常用强效品种卖点]

穿龙骨刺片、腰痛片、腰痛丸：纯中药制剂，用药安全，副作用小。

[常用药物的不良反应]

抗炎镇痛对胃肠道有刺激，长期使用对肝肾有损害。

[温馨提示](注意事项、配伍禁忌、最佳服用时间等)

1. 保持良好的生活习惯，注意腰部保暖。

2. 睡硬板床，保持脊柱生理弯曲。

3. 锻炼时弯腰的幅度不要太大。

4. 多吃含钙高的食物。

[营养保健]

钙加维生素D胶囊、关节活素、鲨鱼软骨、氨基葡萄糖硫酸软骨钙胶囊等，牵引治疗仪。

五十六、软组织扭挫伤(闭合性损伤)

[疾病名称] 软组织扭挫伤(闭合性损伤)

[病因] 多由剧烈运动或负重持重时姿势不当，或不慎扑跌、牵拉和过度扭转等原因，引起某一部位的皮肉筋脉受损(分急性损伤和慢性损伤，急性多由暴力所致，慢性多由急性损伤失治、误治引起)。

[临床表现]

瘀血阻滞，伤处皮肤青紫，触摸时感到僵硬，活动不便，疼痛、肿胀、活动不利等，有的伴伤口或创面，如有活动异常、肿胀异常，建议立即到医院就诊(疼痛、肿胀、功能障碍)。

[并发症]

急性软组织扭挫伤未治疗，容易转为慢性软组织扭挫伤、软组织机化、积液、化脓(骨折神经损伤、脱位、关节强直、肌肉萎缩)。

[常用药物分类及代表药物]

外用药(活血止痛消肿):云南白药气雾剂(建议早期使用)、麝香祛痛气雾剂、伤科活血酊、双氯芬酸钾凝胶、布洛芬乳膏、云南白药膏、消炎镇痛膏。

口服药:(抗炎镇痛)双氯芬酸钠缓释胶囊、三七伤药片或舒筋活血片。

[联合用药方案(强效品种)]

治疗原则:西药抗炎镇痛+中药活血化瘀+外用消肿止痛+理疗。

治疗方案:双氯芬酸钠缓释胶囊/一粒止痛丸+三七伤药片/舒筋活血片+消炎镇痛膏/消痛贴或伤科活血酊/麝香祛痛喷雾剂+远红外(TDP)理疗贴

[常用强效品种卖点]

双氯芬酸钠缓释胶囊:一天2粒,作用时间长。

三七伤药片/舒筋活血片:中药制剂安全,无毒副作用。

消炎镇痛膏/消痛贴:药效持久。

[常用药物的不良反应]

外用药皮肤有伤口或创面者禁用膏药和喷剂,有骨折或骨裂者建议到医院就诊,注意区分。

[温馨提示](药品最佳服用方法、最佳服用时间等)

1. 建议第一时间到医院诊断。

2. 24小时内只进行冷敷,不要热敷,不要揉搓,尽量减少受伤肢体活动,因为那样有可能加重症状。

3. 请勿在48小时内使用膏药贴。

4. 3天后热敷。

5. 双氯芬酸钠缓释胶囊要饭后服用。

[营养保健]

多种维生素片、钙片。

五十七、骨关节炎

[疾病名称] 骨关节炎

[病因] 原发性和继发性。

[临床表现]

原发性病因不明,多见于50岁以上的肥胖者。

继发性是指由畸形、创伤、疾病及医源性等因素引起。主要症状是关节疼痛,疼痛于活动时发生,休息后消失或好转。急性发作时,疼痛加剧,同时可有关节肿胀、关节僵硬、关节内磨擦音等,关节肿胀疼痛,初期轻微钝痛,以后逐步加重(有的病人在静止或晨起时感到疼痛,活动后减轻,称之为休息痛,为软骨下充血所致)。随病情发展关节活动不灵活,僵硬,晨起和休息后不能立即活动,需一定时间解除僵硬状态,关节活动时有各种响声。关节周围肌肉萎缩,活动时有不同程度的活动受限和肌痉挛。X线检查可确诊。

［并发症］
滑膜炎、关节畸形。
［常用药物分类及其代表药物］
口服：
1. 抗炎镇痛：双氯芬酸纳缓释胶囊、布洛芬缓释片、双氯芬酸钾片。
2. 祛风除湿药：风湿马钱片、祛风除湿药酒、独圣活血片、麝香风湿胶囊、风湿寒痛片等。
外用：
1. 布洛芬乳膏、双氯芬酸钾凝胶、伤湿止痛膏、麝香壮骨膏、消炎镇痛膏、关节止痛膏、奇正消痛贴膏、麝香祛痛气雾、伤科活血酊剂等。
2. 中药熏洗。
3. 补肾壮骨：六味地黄丸、左归丸。
［联合用药方案(强效品种)］
治疗原则：口服西药抗炎镇痛＋中药祛风除湿＋中药补肾壮骨＋外用药。
治疗方案：
1. 双氯芬酸纳缓释胶囊/布洛芬缓释片＋风湿马钱片＋麝香祛痛气雾等。
2. 双氯芬酸纳缓释胶囊/布洛芬缓释片＋六味地黄丸＋太极钙＋伤科活血酊剂。
［常用强效品种卖点］
双氯芬酸纳缓释胶囊、布洛芬缓释片：缓释剂型服用方便。
六味地黄丸：纯中药制剂,安全有效。
太极钙：味道好,吸收好。
［常用药物的不良反应］
双氯芬酸纳缓释胶囊、布洛芬缓释片：此类抗炎镇痛药可引起消化道出血或溃疡,有溃疡者禁用。
［温馨提示］(注意事项、配伍禁忌、药品最佳服用方法、最佳服用时间等)
1. 肿痛明显应注意休息,减少关节活动和负重。
2. 避免外伤、劳损和长期使用激素。
3. 肥胖病人应减轻体重。
4. 抗炎镇痛药物饭后服用。
5. 外用贴剂时皮肤破损禁用,过敏停用。
6. 风湿马钱片：此类祛风除湿药饭后服。
［营养保健］
维生素 C、多种维生素、钙剂。

五十八、肩周炎

［疾病名称］肩周炎
［病因］过度活动、姿势不良、长时间伏案工作、肩部的过多劳损、风寒的侵袭等原因,夜间疼痛明显。

［临床表现］

肩周炎阵发性疼痛：起初时肩部呈阵发性疼痛，呈持续性，气候变化或劳累后，疼痛加重，疼痛可向颈项及上肢（特别是肘部）扩散，肩痛呈昼轻夜重的特点。

［并发症］

颈椎病、脑供血不足。

［常用药物分类及其代表药物］

1．镇痛抗炎：双氯芬酸钾片、布洛芬缓释片、双氯芬酸钠缓释胶囊。

2．祛寒除湿，通络祛风，活血止痛，强筋健骨：三乌胶、大活络丸、舒筋活血片。

3．外用局部镇痛抗炎：肩周炎贴、奇正消痛贴、布洛芬乳膏、双氯芬酸钾凝胶。

4．医疗器械：多克自热炎痛贴。

［联合用药方案（强效品种）］

治疗原则：解热镇痛药＋中药活血化瘀药＋外用贴剂。

治疗方案：

1．布洛芬缓释片/双氯芬酸钠缓释胶囊＋大活络丸＋肩周炎贴/多克自热炎痛贴。

2．肩周炎贴/奇正消痛贴＋双氯芬酸钾片/布洛芬缓释片/双氯芬酸钠缓释胶囊＋大活络丸/舒筋活血片。

［常用强效品种卖点］

风湿寒痛片/大活络丸：除湿、活血、通络效果好。

［常用药物的不良反应］

1．西药：镇痛抗炎类药物饭后服用，对胃肠道有刺激作用。

2．中药：忌烟酒及辛辣、生冷、油腻食物。

［温馨提示］（注意事项、配伍禁忌、最佳服用时间等）

平时多做以下运动避免症状加重：

1．拉肩运动：后伸压肩，背地桌面，双手扶桌，反复下蹲，重复10次，练习肩关节后伸功能。

2．甩手运动：两脚分开站立，先用手揉擦肩部，使局部肌肉松弛，然后甩动手臂，先前后，后左右，甩动幅度由小到大（与身体呈30°～90°），速度由慢到快（每分钟30～60次），每次1～5分钟。

3．爬墙运动：面对墙壁，两足分开与肩同宽。上肢前伸，手指做爬墙运动和由低逐渐增高，使肩臂肌肉有牵拉感，重复10次。

［营养保健］

拔罐、理疗仪等，蛋白质粉（增强抵抗力，促进疾病康复，关节健促进关节软骨的生长，恢复关节功能）。

参考文献

[1] 许兆亮.中医药学概论[M].北京:人民卫生出版社,2009.
[2] 熊野娟.药物制剂技术[M].上海:复旦大学出版社,2015.
[3] 魏庆华,邓伟峰.生药学[M].西安:第四军医大学出版社,2011.
[4] 郭素华.中药化学实用技术[M].南京:江苏教育出版社,2012.
[5] 刘洋,刘铁英,陈惠军.临床疾病概要[M].武汉:华中科技大学出版社,2015.